部队官兵常见消化系统疾病防治手册

总主审　卢忠生
总主编　黄　锦　岳　玮
美　编　常怡雯

幽门螺杆菌感染

本册主编　温　静

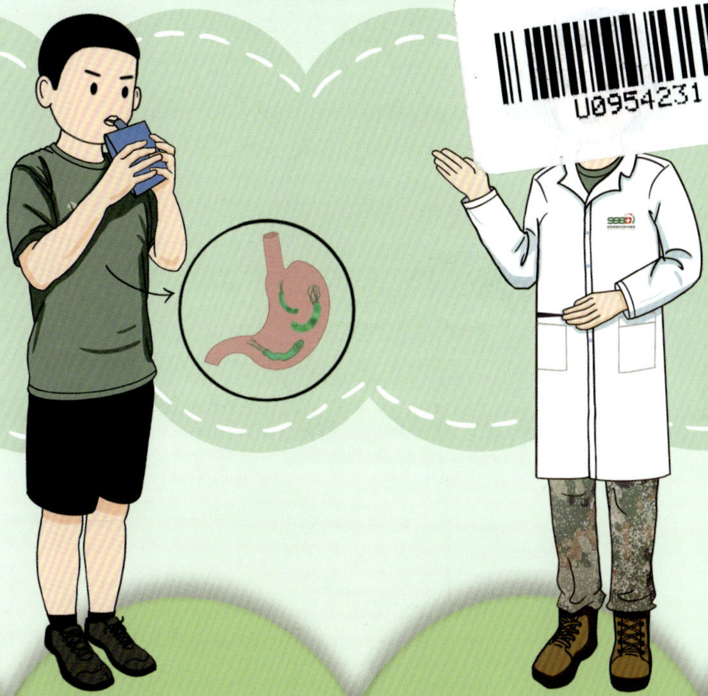

郑州大学出版社

图书在版编目(CIP)数据

部队官兵常见消化系统疾病防治手册. 幽门螺杆菌感染 / 黄锦, 岳玮总主编 ; 温静主编. -- 郑州 : 郑州大学出版社, 2024. 9. -- ISBN 978-7-5773-0664-3

Ⅰ. R825.7-62

中国国家版本馆 CIP 数据核字第 20242HG000 号

幽门螺杆菌感染

YOUMEN LUOGANJUN GANRAN

策划编辑	张　霞	封面设计	常怡雯
责任编辑	张　霞　马锦秀	版式设计	常怡雯
责任校对	白晓晓	责任监制	李瑞卿

出版发行	郑州大学出版社(http://www.zzup.cn)
地　　址	郑州市大学路 40 号(450052)
出 版 人	卢纪富
发行电话	0371-66966070
经　　销	全国新华书店
印　　刷	河南瑞之光印刷股份有限公司
开　　本	787 mm×1 092 mm　1 / 32
本册印张	1.125
本册字数	22 千字
版　　次	2024 年 9 月第 1 版
印　　次	2024 年 9 月第 1 次印刷

书　　号	ISBN 978-7-5773-0664-3	总 定 价	96.00 元(全六册)

总主编简介

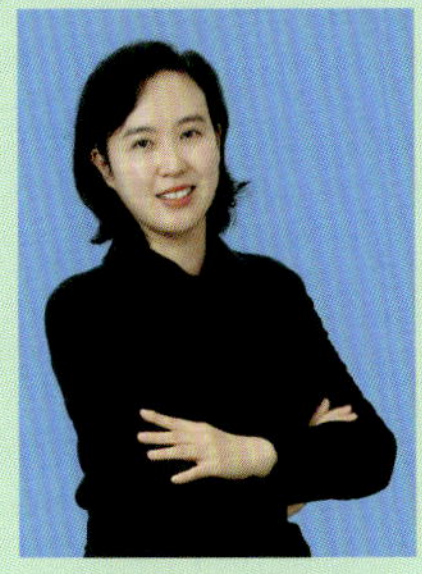

黄锦，医学博士，主任医师，硕士研究生导师，中国人民解放军联勤保障部队第九八八医院消化内科主任。河南省医学会激光医学分会副主任委员、消化病学分会常务委员。从事消化内科临床与研究工作20余年，擅长消化道肿瘤早期诊断和内镜下微创治疗，在消化系统疾病诊治方面经验丰富。主持多项国家级和军队科研课题。以第一完成人获军队科学技术进步奖二等奖，河南医学科技奖二等奖。发表论文20余篇。被表彰为全军学习成才先进个人和河南省优秀医师，当选河南省第十三届、第十四届人民代表大会代表。

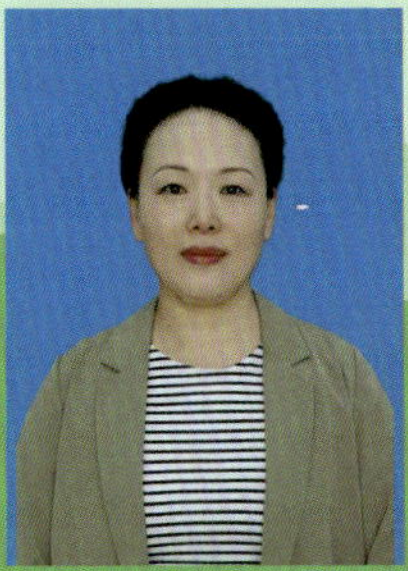

岳玮，医学硕士，副主任医师，硕士研究生导师，中国人民解放军联勤保障部队第九八八医院全科医学科副主任。中国老年学和老年医学学会委员，河南省医学会老年医学分会常务委员、科研管理学分会副主任委员，长期研究老年病学，科研教学工作经验丰富。承担河南省自然科学基金等省级项目2项，先后参与国家自然科学基金项目、军队重点项目14项。获得国家、军队和省级科学技术奖项20余项。发表论文80余篇，发明专利2项，软著1项。

本册主编简介

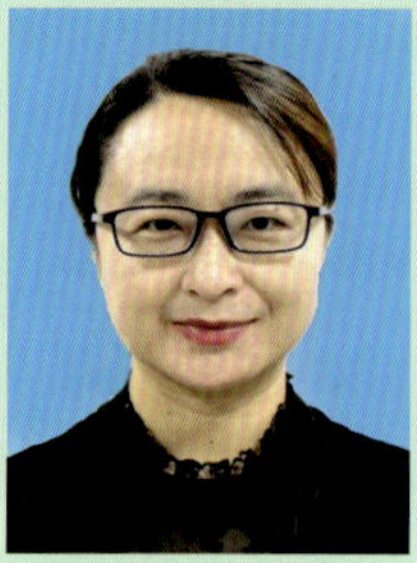

温静，医学博士，副主任医师，中国人民解放军联勤保障部队第九八四医院消化内分泌科主任。原第三军医大学毕业，从事临床工作20余年，擅长消化道出血、消化性溃疡、胰腺炎以及消化内镜下常规治疗等。以第一作者发表论文20余篇，承担省部级课题3项，获军队科学技术进步二等奖。

序 言

消化系统疾病在日常生活中常见且高发，从诸多的功能性症状到严重的炎症溃疡、肝硬化、出血甚至消化系肿瘤等，不仅影响患者的工作和生活质量，对人类的健康也构成很大威胁。随着经济发展、工作生活节奏加快，人们的生活方式发生很大变化，消化系统疾病的环境致病因素呈多样化，导致该方面疾病的防治任务也更加严峻。科普是疾病预防、早诊、早治、规范防治的重要环节，是遏制疾病增长的重要手段。因此，在部队开展消化系统疾病普及教育常见病的防治知识，对于保障广大官兵健康，提高战斗力意义重大。

本套书的作者在军队医院从事消化内科工作多年，一线临床经验丰富，熟悉基层官兵工作和生活条件及常见消化疾病。他们选取亲自诊治的典型病例，运用简明易懂的语言，配以形象的图画，阐明了军队消化系统常见病的概念、症状、发病机制、传播途径、疾病危害、预防方法及诊治手段，将知

识性和趣味性有机结合，帮助读者掌握消化系统疾病的基本知识和防治方法，期望本套科普读物能为读者防治消化系统疾病发挥有益作用。

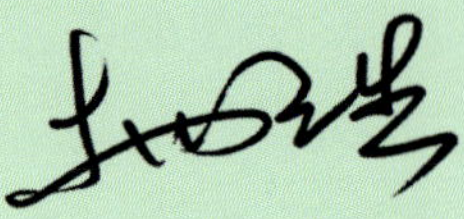

主任医师 教授

中国人民解放军总医院

消化内科　　微生态科

前言

军队承担着作战及其他危难险重任务，突发性、快节奏、严要求是军人生活的常态，部队官兵时刻面临着各种挑战与考验。特殊的环境、高强度的训练、紧张的作息、不规律的饮食等，都可能引起消化系统疾病，进而影响到官兵的身体健康和部队战斗力。

有鉴于此，我们编写了这套《部队官兵常见消化系统疾病防治手册》。本套书分为六个分册，内容包括《幽门螺杆菌感染》《急性胃肠炎》《消化性溃疡》《胃食管反流病》《肠易激综合征》《便秘与痔疮》。作者都是在军队医院工作的一线临床医师，大家结合自己的亲身经历，运用临床实践经验，列举具体病例，采取图文结合、一问一答的形式，通俗易懂地介绍了部队常见消化系统疾病防治知识。

希望这套手册能够成为部队广大官兵的健康助手，有助于大家进一步增强健康意识，有效预

防消化系统疾病，以更加昂扬的斗志和强健的体魄，投入部队的各项任务中去。

黄锦

2024年7月　郑州

目　录

幽门螺杆菌感染 6 问

病 例

小张是29岁的老兵，平常吃住在军营，没啥大毛病。就是有时出任务，饮食不规律，胃有点不舒服，也没当回事。这次体检，做了 ^{13}C-尿素呼气试验，结果是幽门螺杆菌阳性，值还特别高。医生建议先吃药，必要时再做胃镜检查。还说这个病菌可导致很多疾病，什么溃疡啊、胃炎啊，还可能得癌，一块儿吃饭、亲密接触都可能传染。

小张抽空上网查了查，不查不知道，一查吓一跳。这下可把他吓坏了，出了一身冷汗。心想，我还不到30岁，儿子还小，可别得了癌症啊！上个月回家，还使劲亲了亲刚出生的二胎女儿，不会传染给孩子吧，这可咋办？这还了得？小张焦虑了！

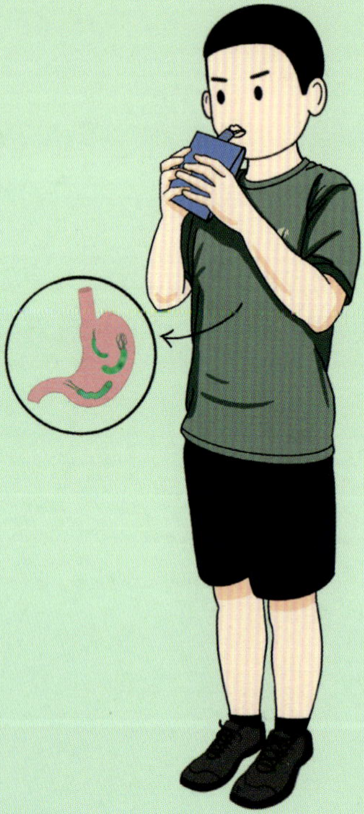

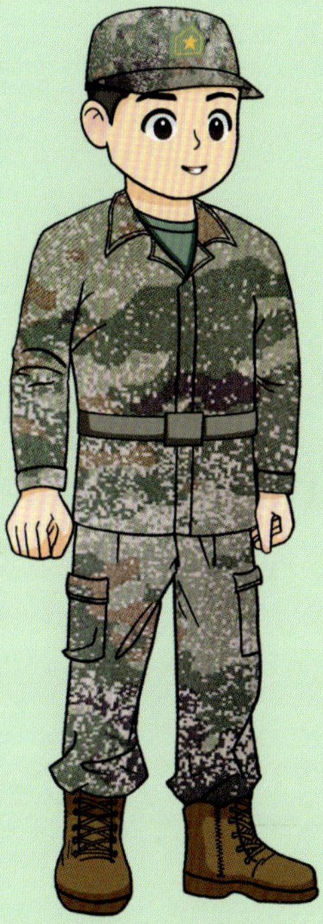

1 什么是幽门螺杆菌？

中文名称：幽门螺杆菌。

英文简称：HP。

胃内的酸性环境一度被大家认为不能存活任何细菌。

澳大利亚学者沃伦和马歇尔以身试菌，发现了幽门螺杆菌。

二人也因此获得 2005 年诺贝尔生理学或医学奖。

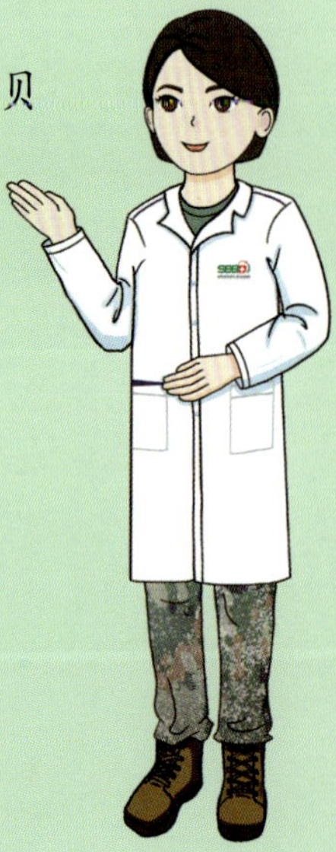

幽门螺杆菌的致病特点：

（1）唯一能在胃内生存的细菌。

（2）与慢性胃炎、消化性溃疡和胃癌的形成有关。

（3）可以在人与人之间传播。

（4）儿童和成人均为易感人群。

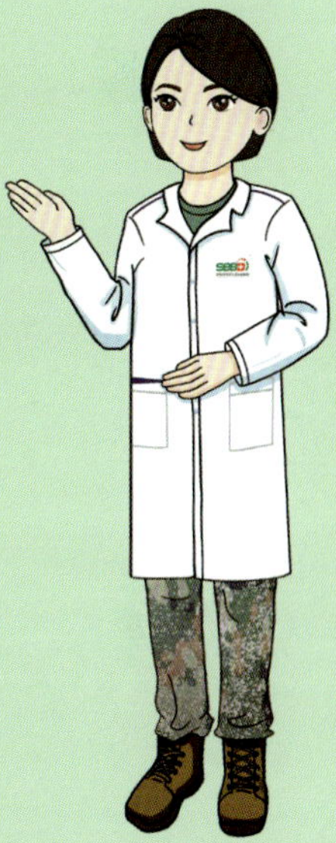

幽门螺杆菌的致病过程

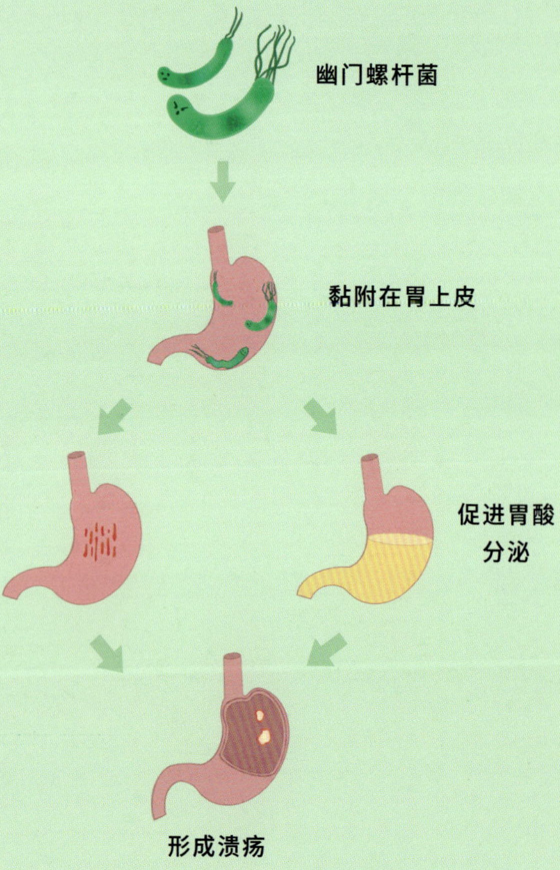

幽门螺杆菌的致癌过程

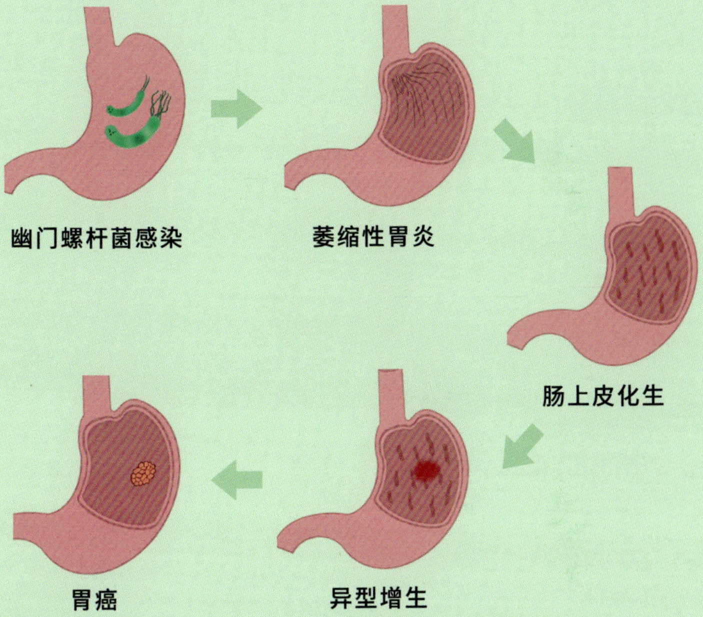

幽门螺杆菌是胃癌的 1 类致癌物

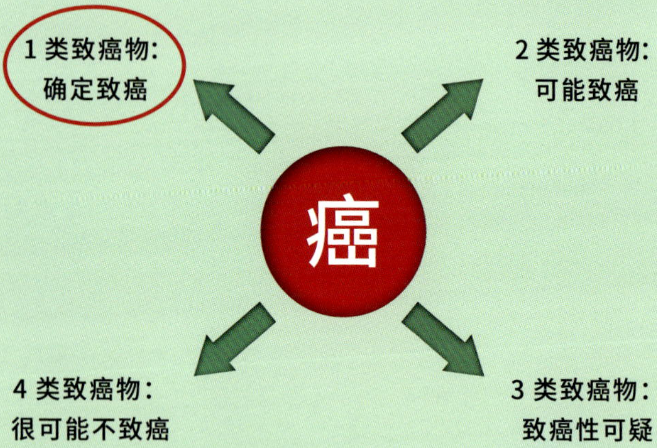

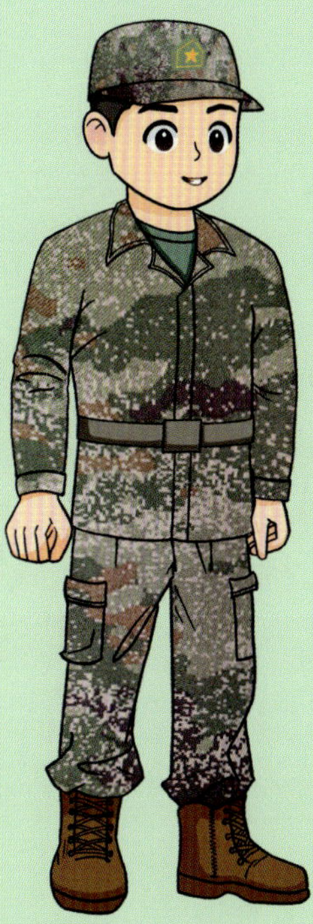

2 幽门螺杆菌有哪些传播途径？

我国幽门螺杆菌感染率约为 50%。

每 2 人中就有 1 人感染幽门螺杆菌。

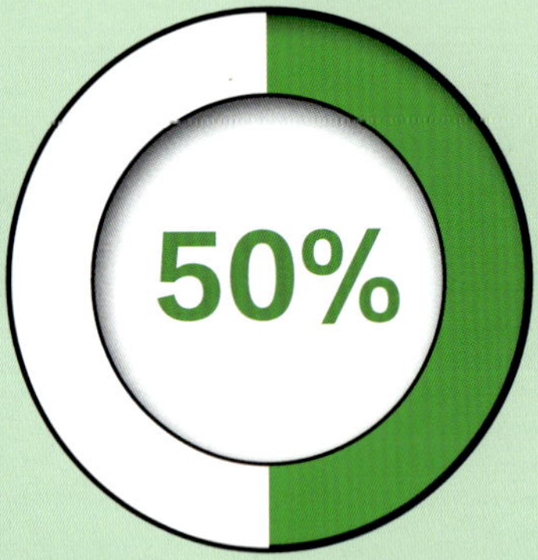

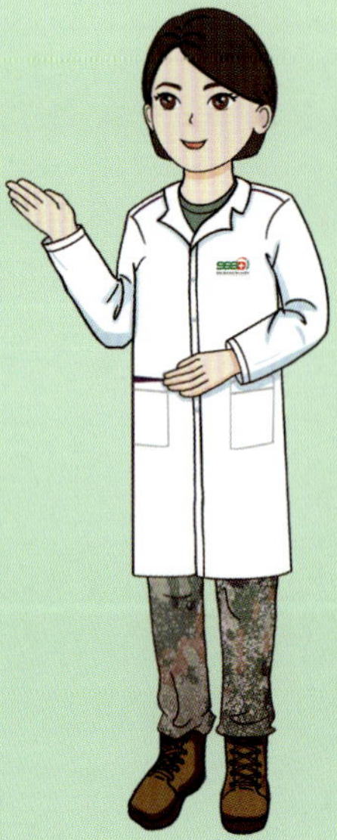

口—口传播：

共用餐具，水杯。

胃—口传播：

通过胃食管反流或呕吐物传播。

粪—口传播：

通过粪便污染水源传播。

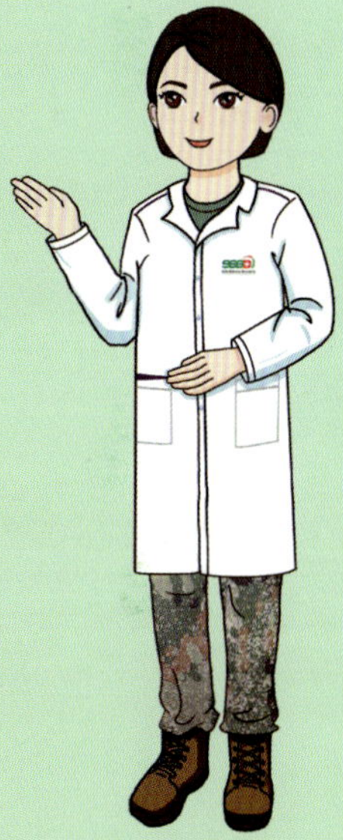

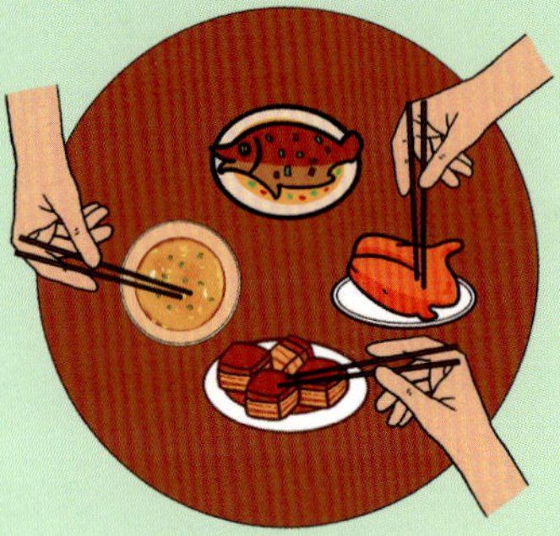

聚餐传播

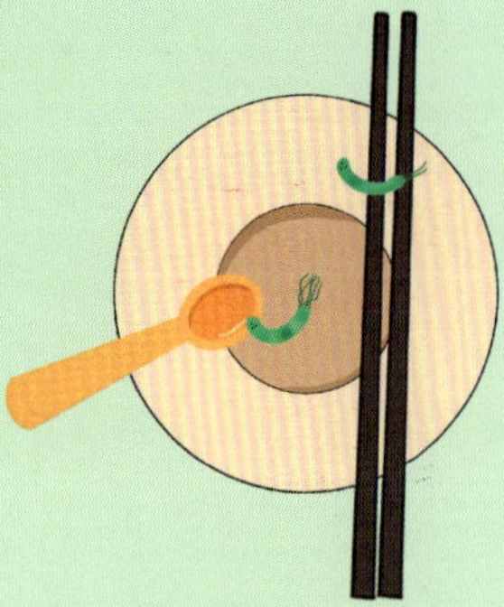

未消毒的餐具传播

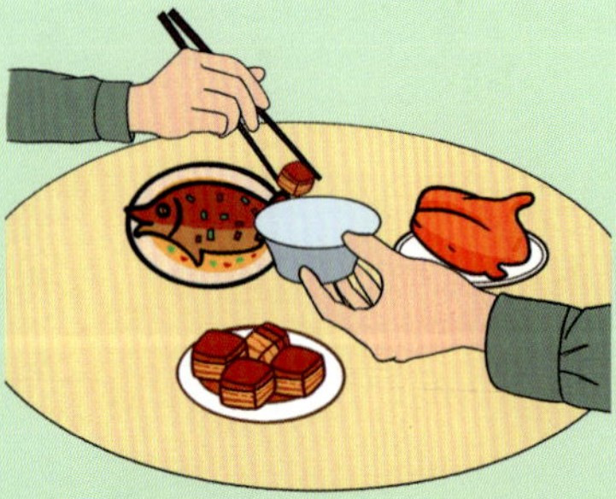

互相夹菜，共用物品传播

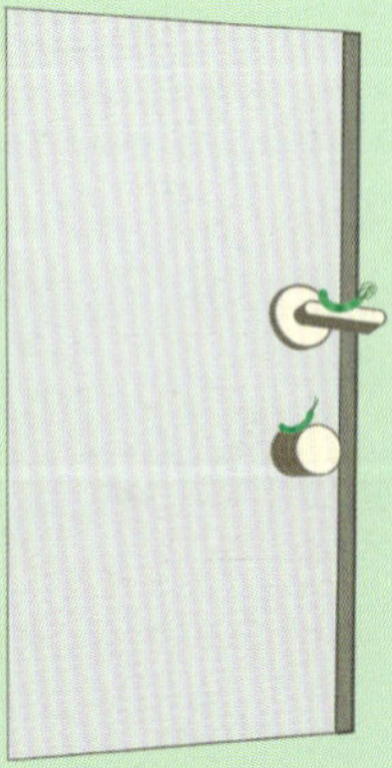

便后未洗手的接触传播
（HP“潜伏”在门把手上）

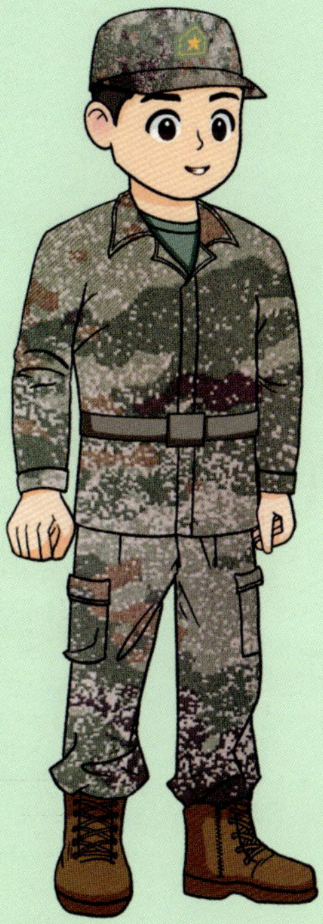

3 感染幽门螺杆菌后有什么危害?

大多数感染者无明显症状。

部分感染者会出现口臭、腹胀、恶心、呕吐或上腹部疼痛等。

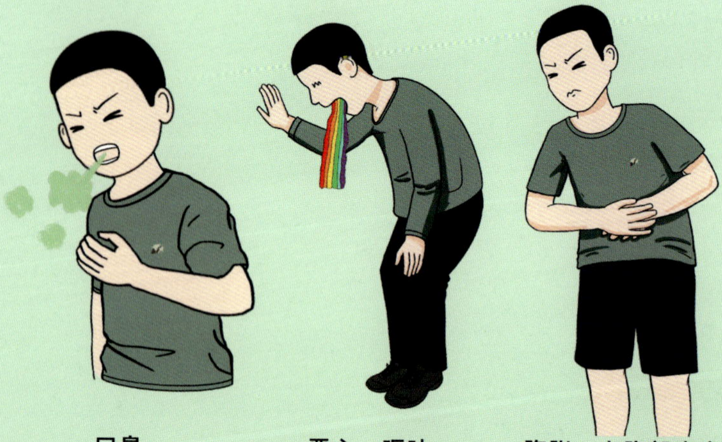

口臭　　恶心、呕吐　　腹胀、上腹部疼痛

80%～95%的慢性胃炎、95%的十二指肠溃疡和70%的胃溃疡与幽门螺杆菌感染有关。

幽门螺杆菌感染是我国胃癌的主要病因，根除幽门螺杆菌可有效预防胃癌。

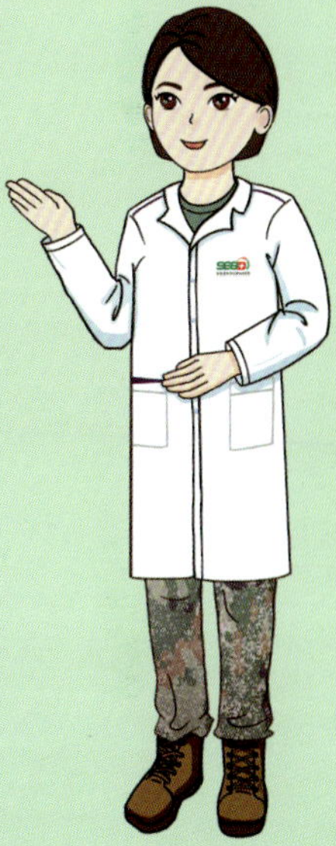

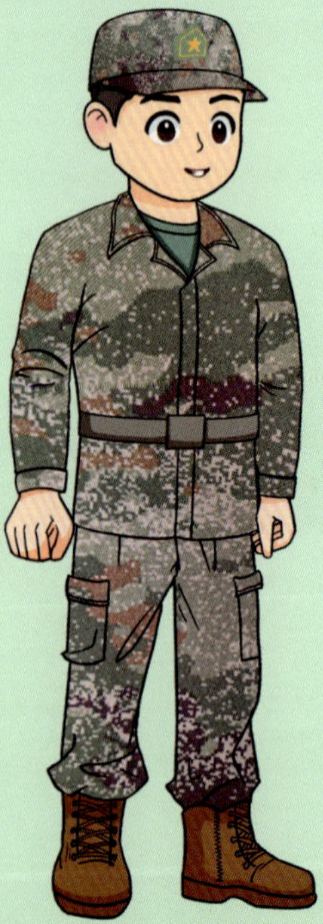

4 如何检测幽门螺杆菌?

幽门螺杆菌的侵入性检测方法

（依赖内镜）

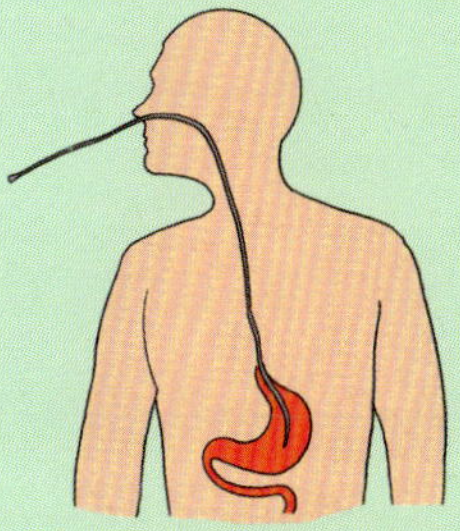

快速尿素酶试验

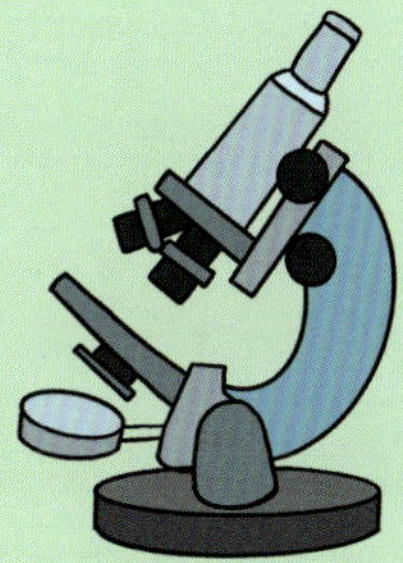

胃黏膜涂片染色镜检

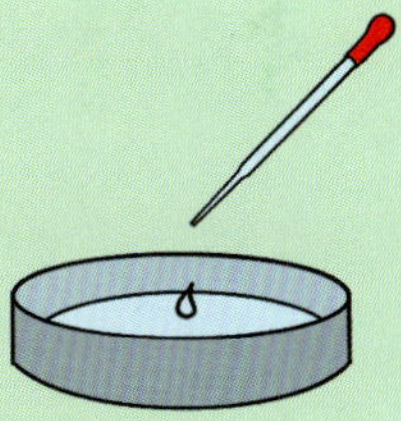

细菌培养

幽门螺杆菌的非侵入性检测方法

（不依赖内镜）

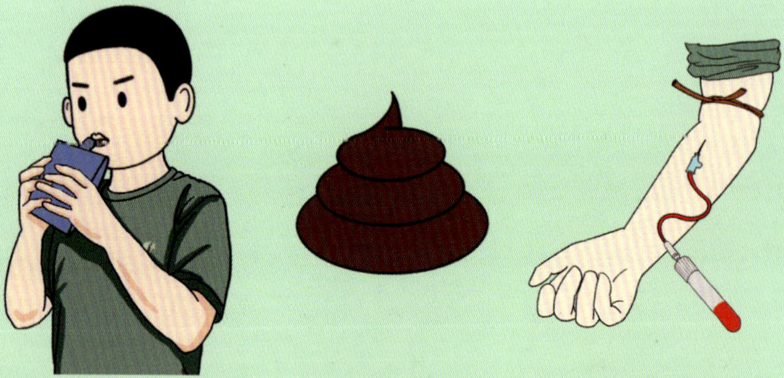

^{13}C 或 ^{14}C- 尿素呼气试验　　粪便抗原检测　　血清抗体检测

√常用

以下药物对检测有影响，检测前需要停用一段时间

检测前停用至少 4 周

铋剂	抗生素	具有抗菌作用的中药或中成药
举例 枸橼酸铋钾 胶体次枸橼酸铋 胶体果胶铋 ……	举例 β- 内酰胺类 （青霉素、头孢拉定……） 大环内酯类 （阿奇霉素……） 氨基糖苷类 （庆大霉素……） 多肽类 （万古霉素……） 四环素类 （四环素……） 林可霉素类 （林可霉素……） ……	举例 黄连　连翘 板蓝根　金银花 鱼腥草　穿心莲 马齿苋　柴胡 双黄连口服液 感冒清热颗粒 ……

检测前停用至少 2 周

质子泵抑制剂

举例

奥美拉唑、艾司奥美拉唑

兰索拉唑、 泮托拉唑

雷贝拉唑、艾普拉唑

……

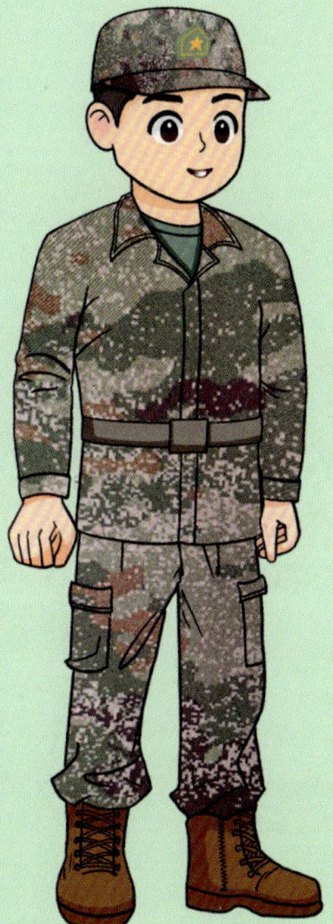

5 如何治疗幽门螺杆菌感染?

幽门螺杆菌阳性的以下人群需要治疗：

（1）消化性溃疡（不论是否活动和有无并发症）。

（2）胃黏膜相关淋巴组织淋巴瘤。

（3）慢性胃炎伴消化不良症状。

（4）慢性胃炎伴胃黏膜萎缩、糜烂。

（5）胃癌家族史。

（6）计划长期服用非甾体抗炎药（包括低剂量阿司匹林）。

（7）已接受长期非甾体抗炎药（还需要持续质子泵抑制剂维持）。

（8）其他。

根除幽门螺杆菌的标准：

含铋剂四联疗法（10～14 天）。

质子泵抑制剂：
抑制胃酸

铋剂：
保护胃黏膜

+

抗生素 1：
杀菌

抗生素 2：
杀菌

！请在医生指导下服用药物。
严格遵守医生嘱咐的服药疗程，切忌自行停药。

服用药物治疗之后的注意事项：

（1）所有患者在根除治疗后都要进行复查。

（2）尿素呼气试验是首选检查。

（3）服药结束 4 周后复查，若幽门螺杆菌阴性，则根除成功；若幽门螺杆菌阳性，需在医生指导下继续治疗。

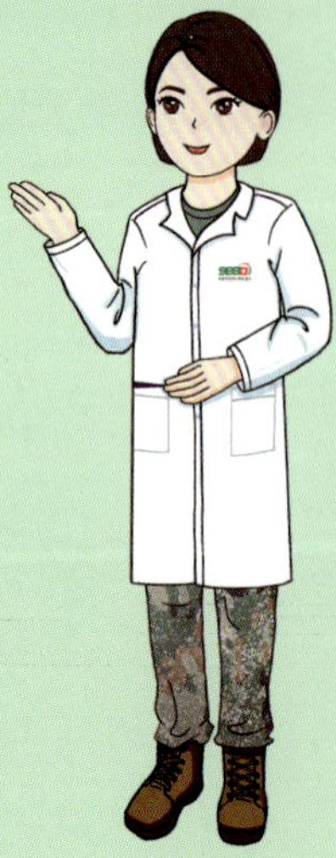

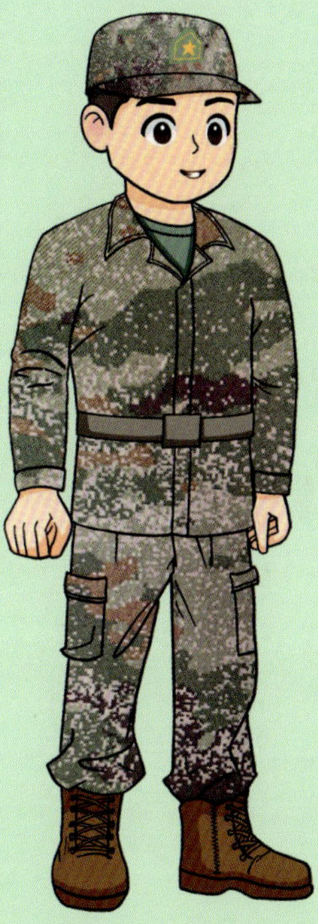

6 如何预防幽门螺杆菌感染?

预防幽门螺杆菌生活中的注意事项

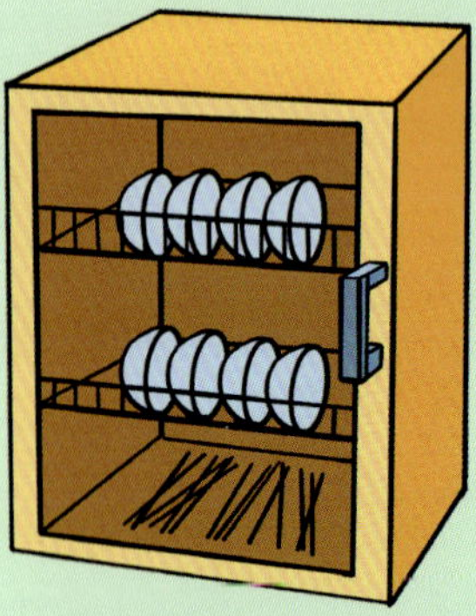

餐具定期更换、消毒

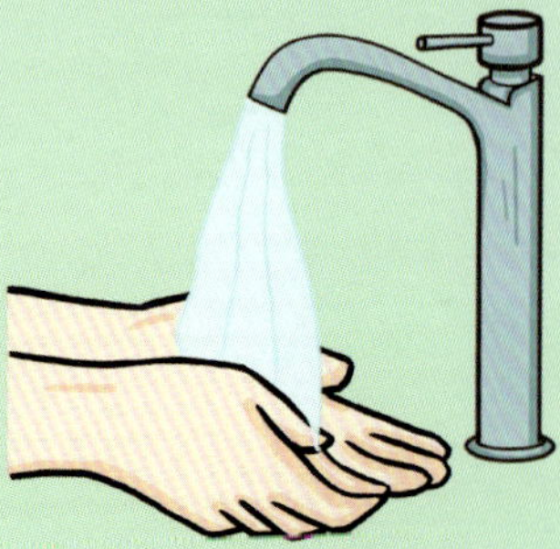

养成良好的卫生习惯

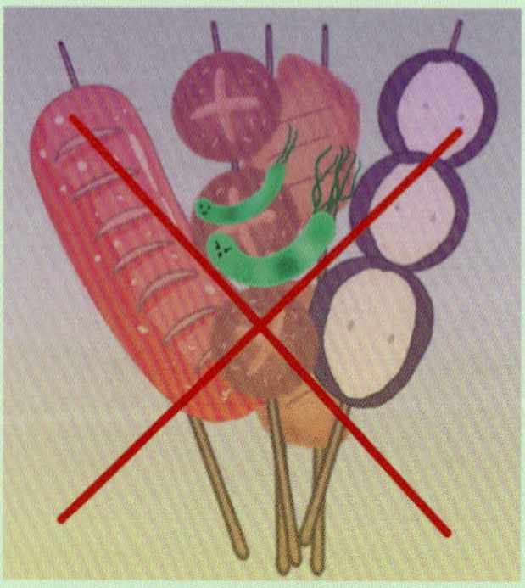

避免不干净食物

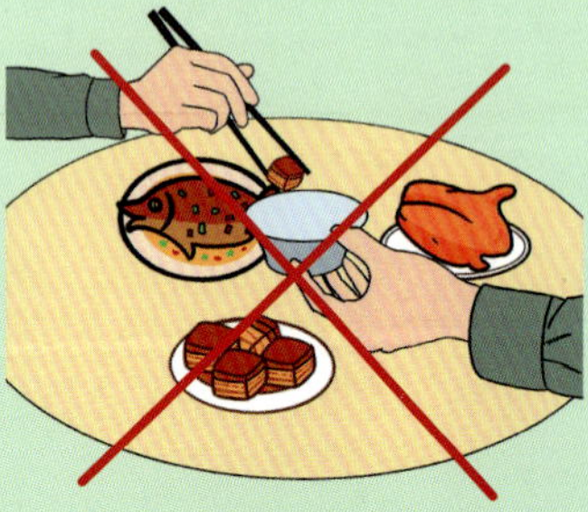

避免相互夹菜

部队官兵常见消化系统疾病防治手册

总主审　卢忠生

总主编　黄　锦　岳　玮

美　编　常怡雯

急性胃肠炎

本册主编　张洋洋

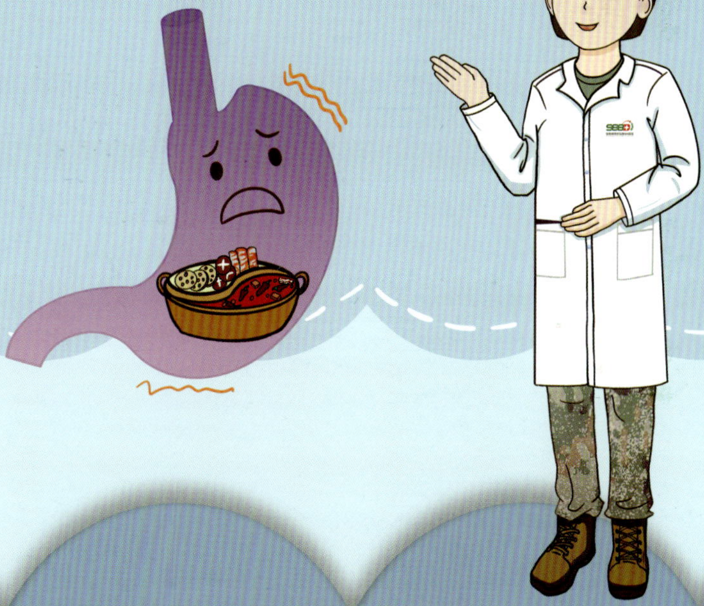

郑州大学出版社

图书在版编目(CIP)数据

部队官兵常见消化系统疾病防治手册. 急性胃肠炎 / 黄锦, 岳玮总主编 ; 张洋洋主编. -- 郑州 : 郑州大学出版社, 2024. 9. -- ISBN 978-7-5773-0664-3

Ⅰ. R825.7-62

中国国家版本馆 CIP 数据核字第 2024RV6041 号

急性胃肠炎

JIXING WEICHANGYAN

策划编辑	张　霞	封面设计	常怡雯
责任编辑	张　霞　马锦秀	版式设计	常怡雯
责任校对	白晓晓	责任监制	李瑞卿

出版发行	郑州大学出版社(http://www.zzup.cn)
地　　址	郑州市大学路 40 号(450052)
出 版 人	卢纪富
发行电话	0371-66966070
经　　销	全国新华书店
印　　刷	河南瑞之光印刷股份有限公司
开　　本	787 mm×1 092 mm　1 / 32
本册印张	1.625
本册字数	31 千字
版　　次	2024 年 9 月第 1 版
印　　次	2024 年 9 月第 1 次印刷

书　　号	ISBN 978-7-5773-0664-3	总 定 价	96.00 元(全六册)

总主编简介

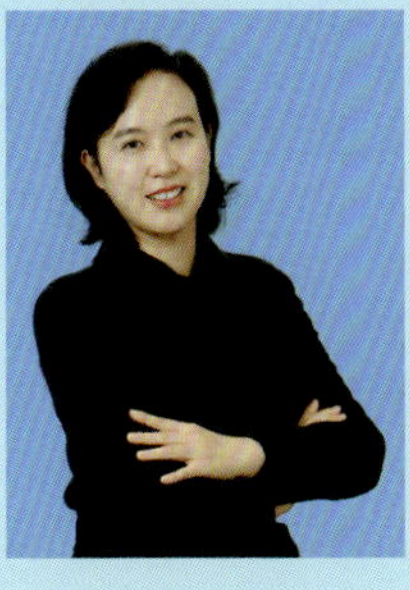

黄锦，医学博士，主任医师，硕士研究生导师，中国人民解放军联勤保障部队第九八八医院消化内科主任。河南省医学会激光医学分会副主任委员、消化病学分会常务委员。从事消化内科临床与研究工作20余年，擅长消化道肿瘤早期诊断和内镜下微创治疗，在消化系统疾病诊治方面经验丰富。主持多项国家级和军队科研课题。以第一完成人获军队科学技术进步奖二等奖，河南医学科技奖二等奖。发表论文20余篇。被表彰为全军学习成才先进个人和河南省优秀医师，当选河南省第十三届、第十四届人民代表大会代表。

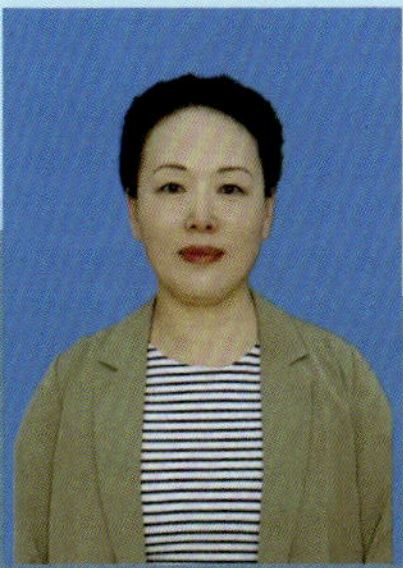

岳玮，医学硕士，副主任医师，硕士研究生导师，中国人民解放军联勤保障部队第九八八医院全科医学科副主任。中国老年学和老年医学学会委员，河南省医学会老年医学分会常务委员、科研管理学分会副主任委员，长期研究老年病学，科研教学工作经验丰富。承担河南省自然科学基金等省级项目2项，先后参与国家自然科学基金项目、军队重点项目14项。获得国家、军队和省级科学技术奖项20余项。发表论文80余篇，发明专利2项，软著1项。

本册主编简介

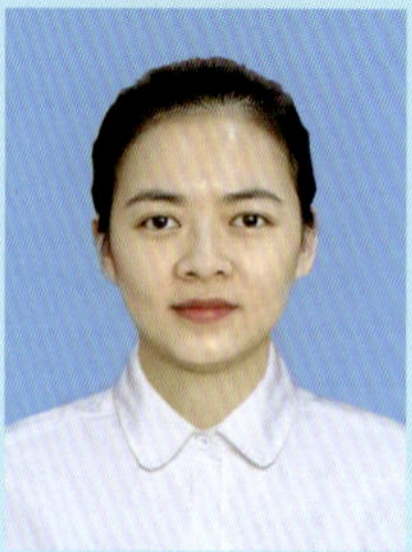

张洋洋，医学硕士，中国人民解放军联勤保障部队第九八八医院消化内科主治医师。擅长胃食管反流病、消化性溃疡、炎症性肠病、消化道肿瘤、急性胰腺炎等消化系统疾病的诊治，以及消化道早癌、胃肠道息肉、消化道黏膜下肿瘤、消化道异物、内痔等疾病的内镜下诊疗。参与多项军地科研课题，发表核心期刊论文10余篇。获河南省医学科技进步二等奖。

序言

消化系统疾病在日常生活中常见且高发，从诸多的功能性症状到严重的炎症溃疡、肝硬化、出血甚至消化系肿瘤等，不仅影响患者的工作和生活质量，对人类的健康也构成很大威胁。随着经济发展、工作生活节奏加快，人们的生活方式发生很大变化，消化系统疾病的环境致病因素呈多样化，导致该方面疾病的防治任务也更加严峻。科普是疾病预防、早诊、早治、规范防治的重要环节，是遏制疾病增长的重要手段。因此，在部队开展消化系统疾病普及教育常见病的防治知识，对于保障广大官兵健康，提高战斗力意义重大。

本套书的作者在军队医院从事消化内科工作多年，一线临床经验丰富，熟悉基层官兵工作和生活条件及常见消化疾病。他们选取亲自诊治的典型病例，运用简明易懂的语言，配以形象的图画，阐明了军队消化系统常见病的概念、症状、发病机制、传播途径、疾病危害、预防方法及诊治手段，将知

识性和趣味性有机结合，帮助读者掌握消化系统疾病的基本知识和防治方法，期望本套科普读物能为读者防治消化系统疾病发挥有益作用。

主任医师 教授
中国人民解放军总医院
消化内科　　微生态科

前 言

军队承担着作战及其他危难险重任务，突发性、快节奏、严要求是军人生活的常态，部队官兵时刻面临着各种挑战与考验。特殊的环境、高强度的训练、紧张的作息、不规律的饮食等，都可能引起消化系统疾病，进而影响到官兵的身体健康和部队战斗力。

有鉴于此，我们编写了这套《部队官兵常见消化系统疾病防治手册》。本套书分为六个分册，内容包括《幽门螺杆菌感染》《急性胃肠炎》《消化性溃疡》《胃食管反流病》《肠易激综合征》《便秘与痔疮》。作者都是在军队医院工作的一线临床医师，大家结合自己的亲身经历，运用临床实践经验，列举具体病例，采取图文结合、一问一答的形式，通俗易懂地介绍了部队常见消化系统疾病防治知识。

希望这套手册能够成为部队广大官兵的健康助手，有助于大家进一步增强健康意识，有效预

防消化系统疾病，以更加昂扬的斗志和强健的体魄，投入部队的各项任务中去。

黄锦

2024年7月　郑州

目 录

急性胃肠炎 15 问

病 例

小王周末和战友吃完火锅后，第二天出现上腹部和脐周绞痛，大便 7 次，都是稀水样，还伴有恶心、呕吐、发热，体温 38.5℃。小王觉得自己要“拉虚脱”了，赶紧去医院，医生询问了病史，做了体检，抽了血。结果出来后医生说他得了“急性胃肠炎”，只要注意休息，清淡饮食，多喝水，再吃点口服药，过几天就痊愈了！

小王很纳闷，我症状这么重，这么难受，就只是简单的“急性胃肠炎”吗？不需要住院吗？会不会有什么后遗症呀？

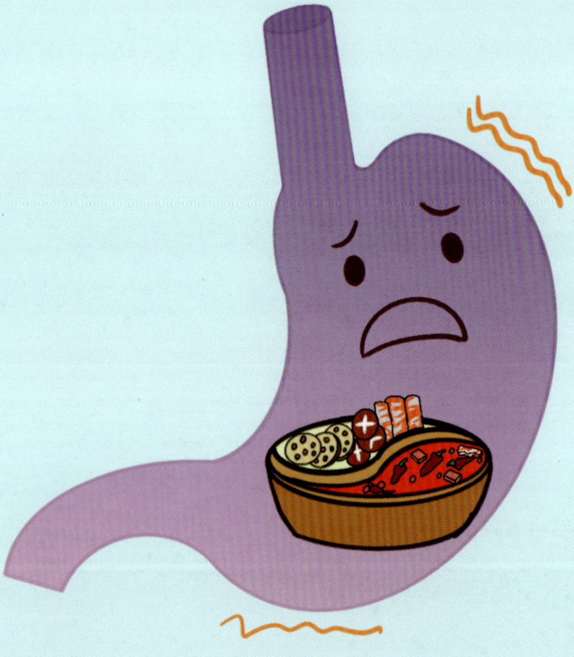

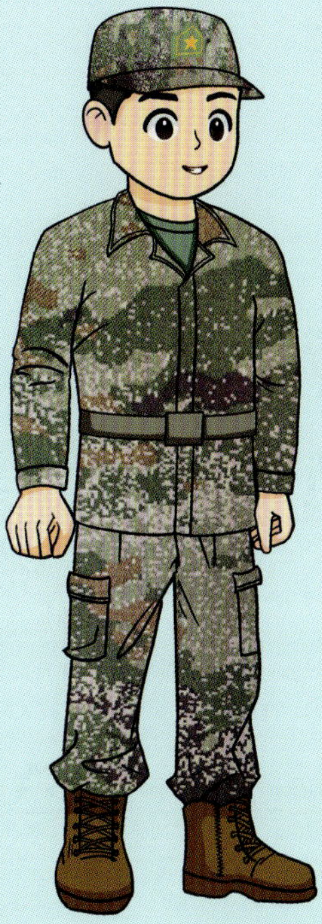

1 什么是急性胃肠炎？

急性胃肠炎是各种原因引起的胃肠黏膜的急性炎症。

多发生于夏秋季节。

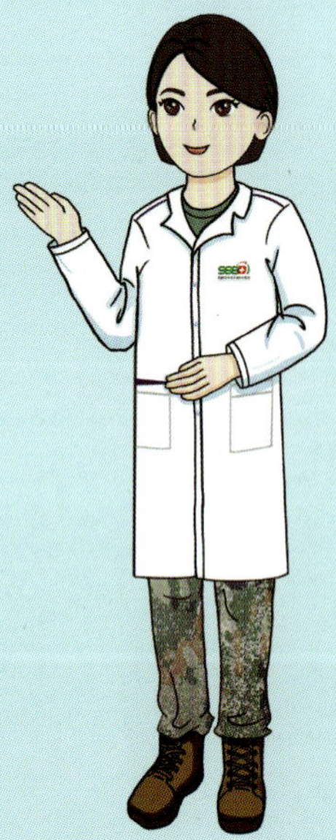

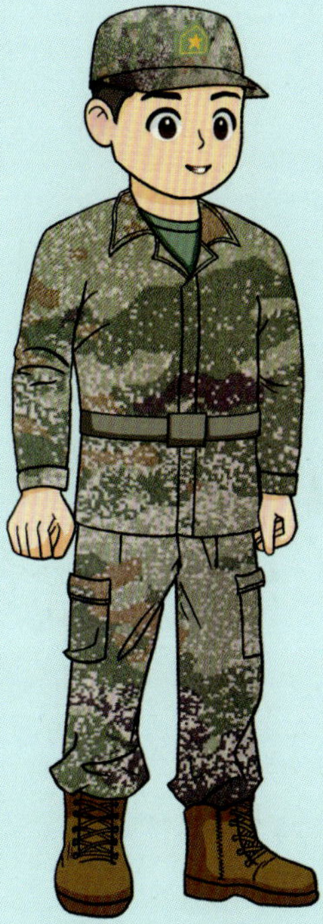

2 急性胃肠炎是什么原因引起的?

急性胃肠炎一般都是“吃”出来的：

（1）暴饮暴食。

（2）进食生冷食物。

（3）进食变质腐烂食物。

（4）进食细菌病毒等污染的不洁食物。

（5）进食大量刺激性食物（如咖啡、浓茶、辛辣食物）。

（6）摄入有毒食物（如毒蘑菇）、化学毒素等。

（7）服用胃肠道刺激性药物（如阿司匹林）。

（8）酗酒。

（9）海鲜过敏。

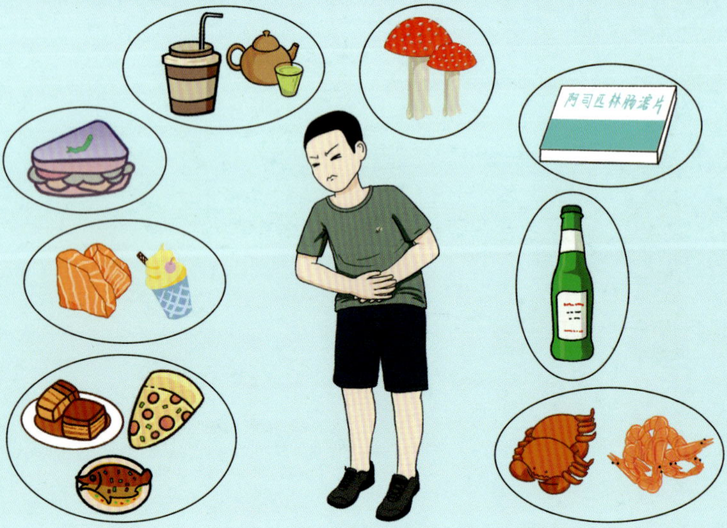

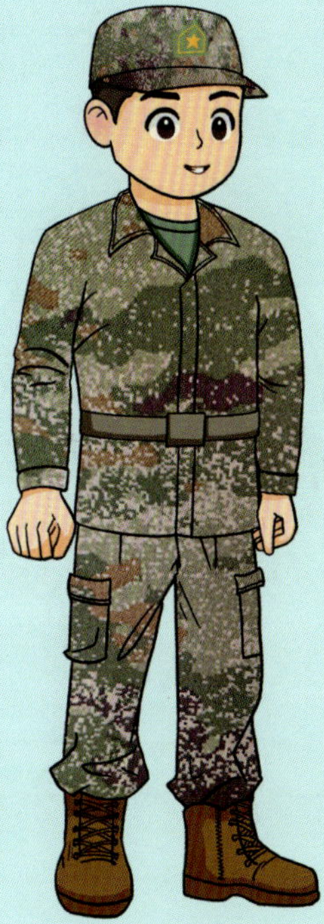

3 急性胃肠炎有什么症状?

急性胃肠炎根据病原体种类不同、个体抵抗力不同，症状也有差异。

典型症状：恶心、呕吐、腹痛、腹泻、发热。

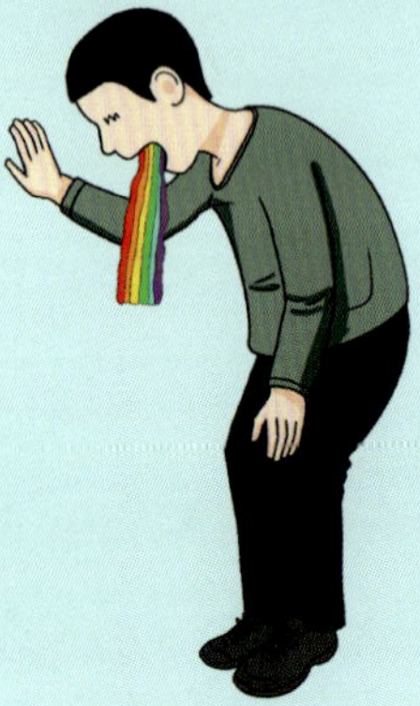

恶心、呕吐

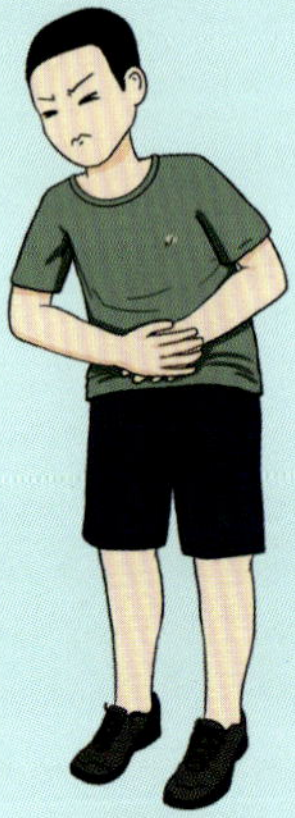

腹痛

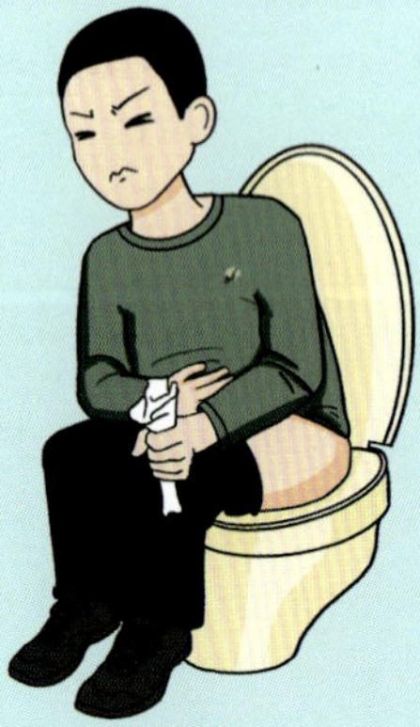

腹泻

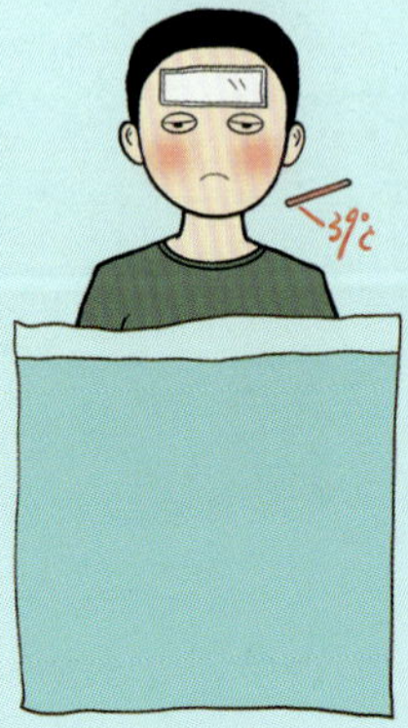

发热

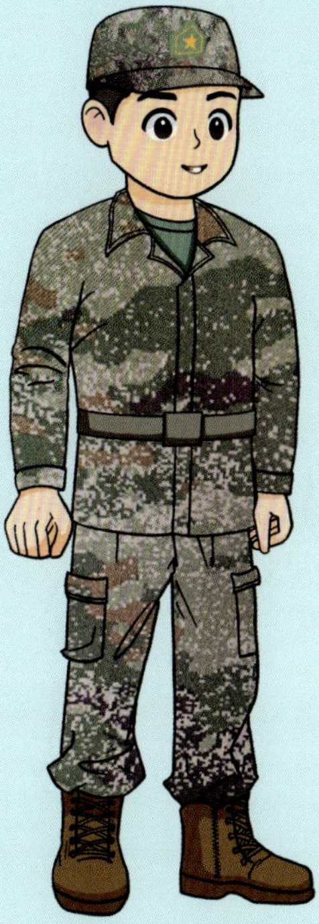

4 急性胃肠炎是“拉肚子”吗？

急性胃肠炎一般病情较轻，年轻人吃坏肚子，“吐一吐、拉一拉”就好了。

但有时候，急性胃肠炎可不是简单的“拉肚子”，严重者会出现脱水、电解质紊乱、败血症，甚至休克，危及生命。

特别是老年人、婴幼儿及免疫力低下的人群，得病后发展快，易出现重症，尤其需要密切观察。

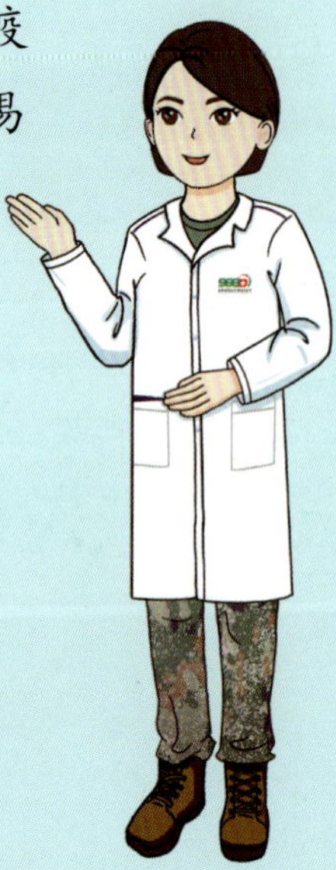

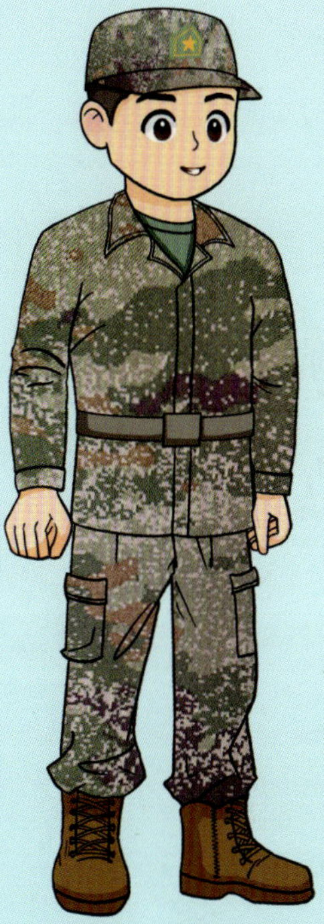

5 急性胃肠炎怎么治疗?

急性胃肠炎患者发病前常有明显诱因，如果是年轻患者不洁饮食后出现恶心、呕吐、腹痛、腹泻，腹泻次数少于10次，症状可自行缓解，这种情况患者可清淡、流质饮食，注意休息，多饮水，口服对症治疗药物，在家观察病情变化。

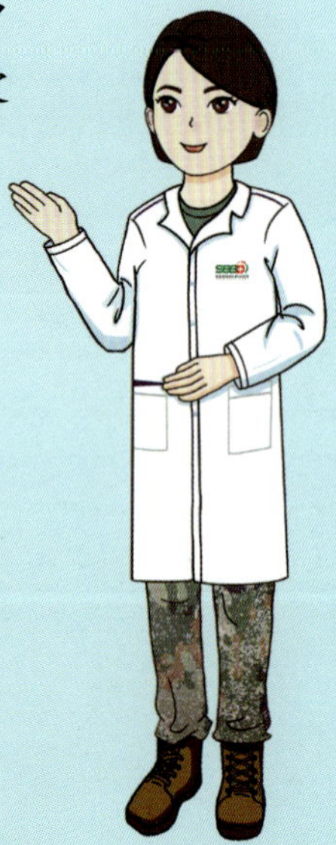

有以下情况者建议到医院就诊：

（1）免疫力低下，基础疾病多者；老年人；婴幼儿。

（2）出现剧烈腹痛。

（3）症状持续不缓解。

（4）高热不退。

（5）出现脓血便或呕血、便血等。

（6）出现脱水、休克症状，如心慌、烦躁、精神差、嗜睡、无尿等。

急性胃肠炎患者一般在门诊即可诊断明确，医生会根据患者的病情做相应的检查化验，综合判断后制定不同的治疗方案，病情轻的可以门诊处理，严重者需住院治疗。

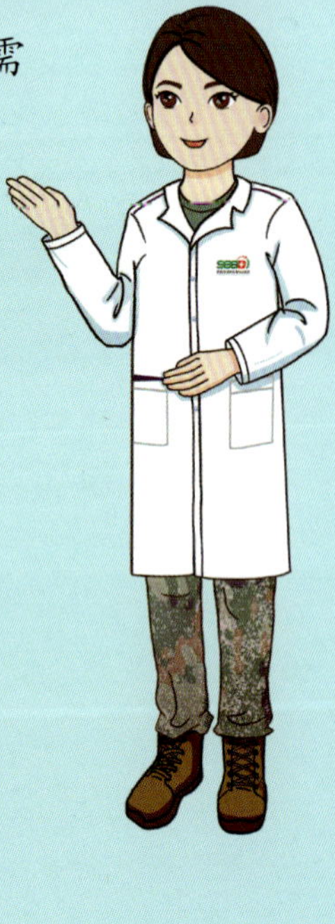

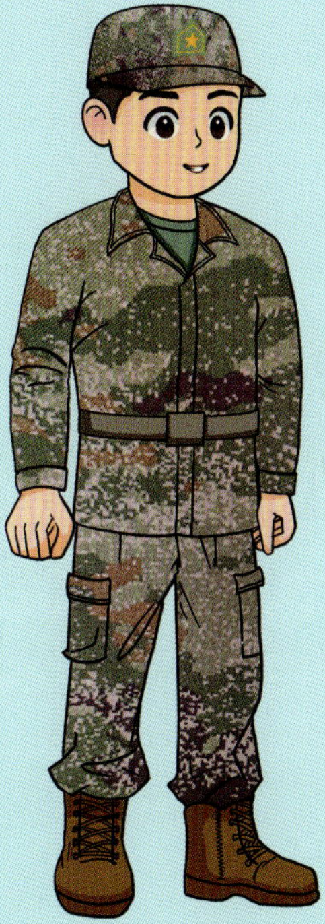

6 急性胃肠炎为什么要做心电图、彩超、抽血等检查?

大部分急性胃肠炎有明确的诱因和呕吐、腹泻这些典型的症状。但是有一部分患者症状不典型，与其他疾病症状相似，医生仅仅通过询问病史和“视、触、叩、听”难以鉴别，这时就需要借助仪器，比如心电图、抽血化验、影像学检查等明确诊断，进而对症治疗。

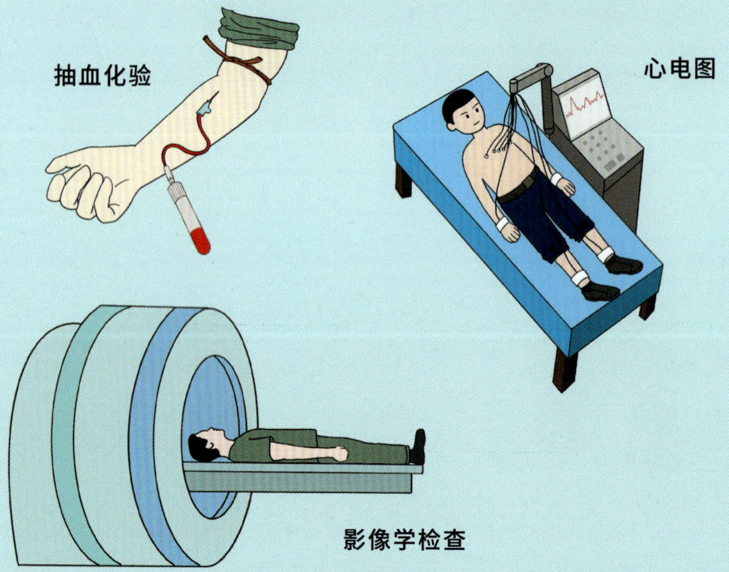

比如：有些心肌梗死患者发病时会出现恶心、呕吐、上腹痛等症状；有些急性阑尾炎患者也是以“恶心、呕吐、腹痛、腹泻”为主要症状就诊；部分“糖尿病”患者进食高糖食物后血糖升高，出现“酮症”，也会有类似“急性胃肠炎”的表现。

当患者暴饮暴食后出现“腹痛、发热、呕吐”，也不能仅仅考虑“急性胃肠炎”，这时还需要和“急性胰腺炎”等疾病相鉴别。

所以，医生看病就像警察侦破案件一样，需要一点点寻找“线索”，加上辅助检查这些“证据”，疾病才能得以正确诊断。

因此，当医生建议您做这些检查时，一定要配合完成，才能尽快明确诊断，得到及时治疗，以免延误治疗。

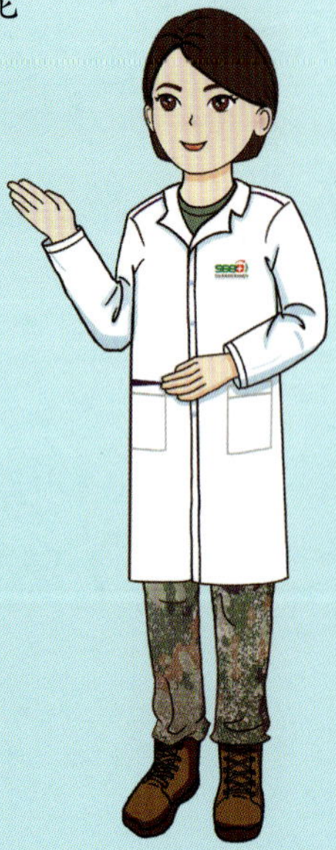

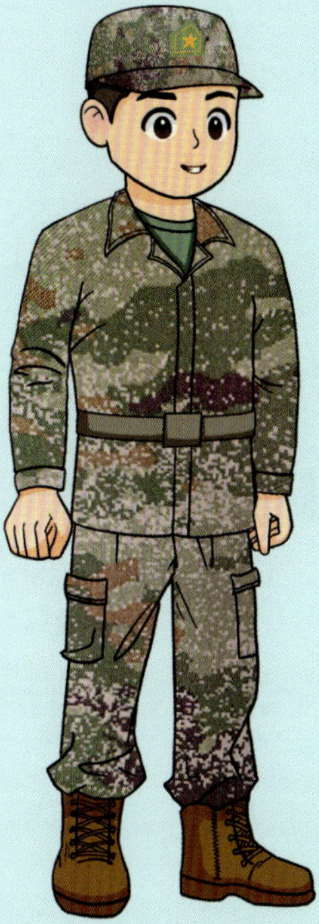

7 急性胃肠炎需要吃消炎药吗?

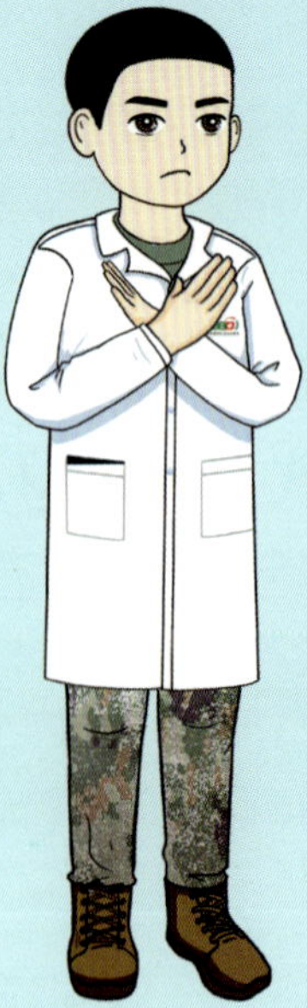

不是所有的“急性胃肠炎”都需要消炎药治疗。

只有明确病原体为细菌或寄生虫时，才需要抗感染治疗，也就是我们平时说的“消炎”治疗。

部分急性胃肠炎的病原体为病毒或者非感染性急性胃肠炎，是不需要抗感染治疗的。

因此，切不可盲目服用“消炎药”。

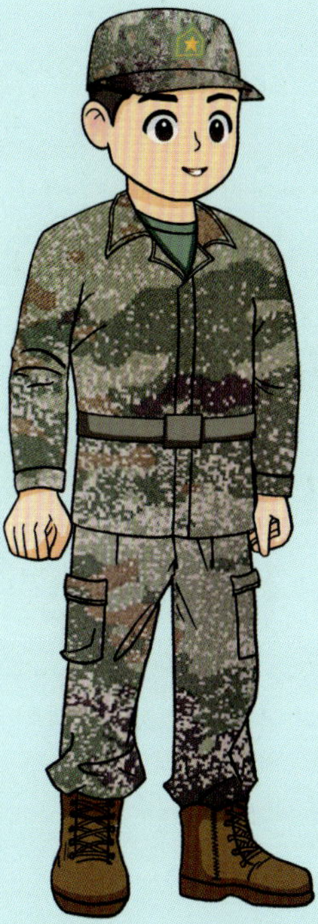

8 医生为什么不用“止泻药”？

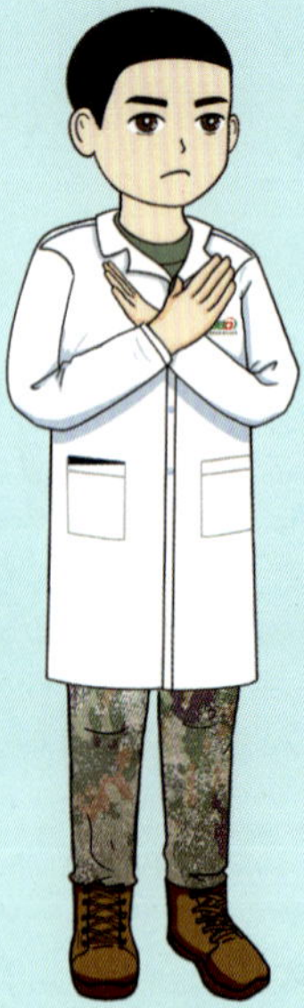

“腹泻”其实是人体排出病原体的一种途径，是一种自我保护。多数止泻药物是通过抑制肠道蠕动来减轻腹泻症状的，但是对于感染性急性胃肠炎患者，盲目止泻会导致细菌毒素等不能及时排出体外，反而会加重病情，这种情况是要避免使用止泻药物的。

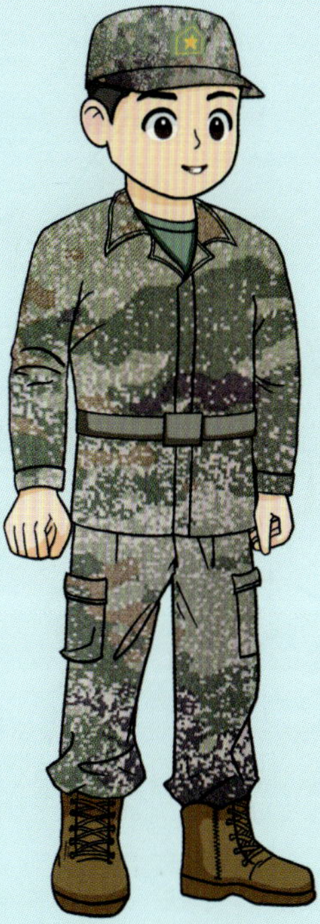

9 怀疑急性胃肠炎去医院看哪个科？

每个医院设置的科室不尽相同，成年人有疑似急性胃肠炎症状可以选择去消化内科、感染科、肠道门诊等科室就诊，非门诊时间可直接到急诊科就诊，有发热症状者在发热门诊就诊。

小于14岁的儿童则需要到小儿内科进行诊治。

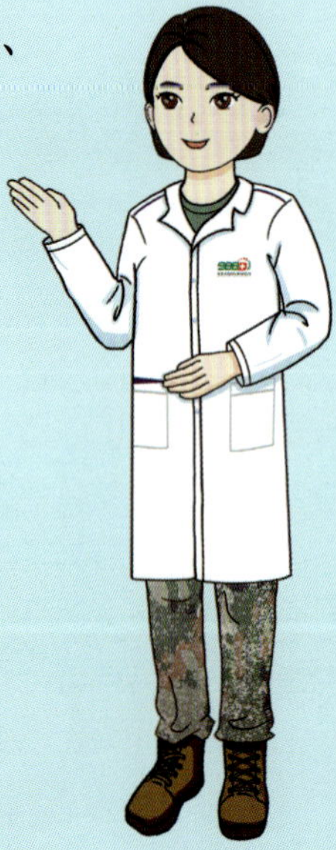

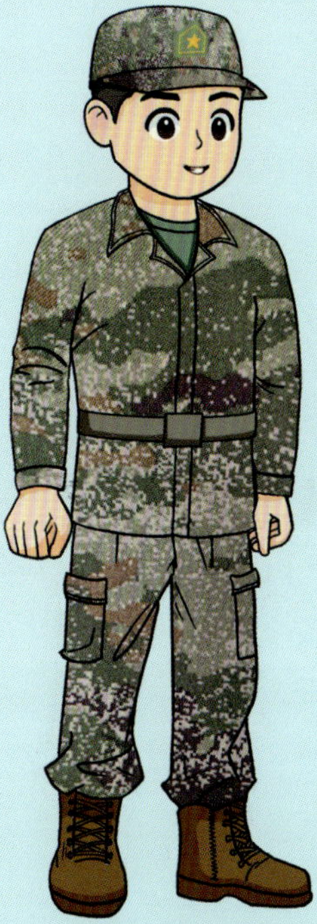

10 每次“饮酒”或吃“凉东西”后“拉肚子”是急性胃肠炎吗？

如果仅仅表现为“饮酒”或吃“凉东西”后“拉肚子”，且可自行缓解，没有其他症状，这种情况长期持续或间断出现，一般不考虑“急性胃肠炎”，而可能是“肠易激综合征”，需要前往医院行相关检查排除器质性病变。

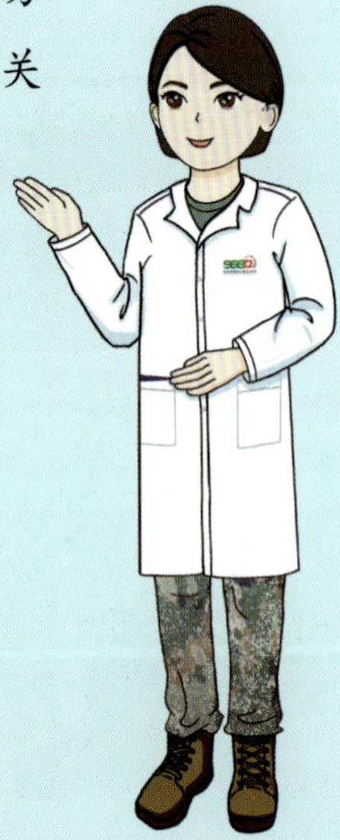

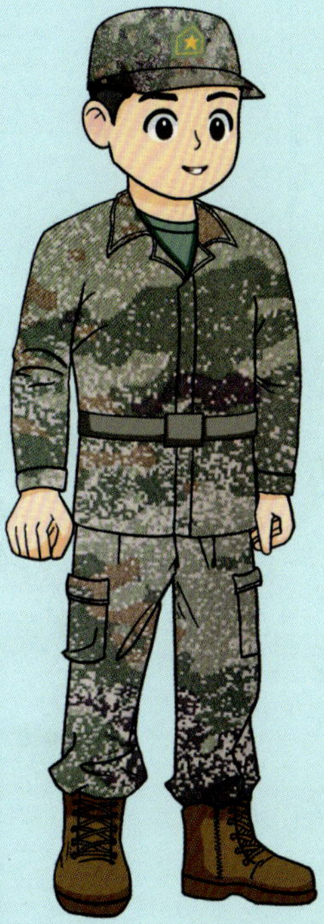

11 急性胃肠炎“多喝水”真的有用吗？

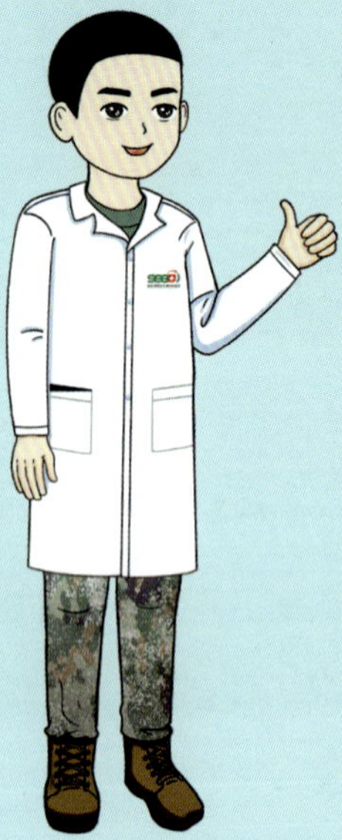

有用！

补水是急性胃肠炎最主要的治疗方法，“多喝水”可以迅速有效地补充机体因腹泻、呕吐丢失的水分，避免脱水、休克等。

如果急性胃肠炎症状较轻，可以口服糖盐水或口服补液盐。

如果症状较重，则需要住院输液补水，严重者还需要补充钠、钾、锌等电解质。

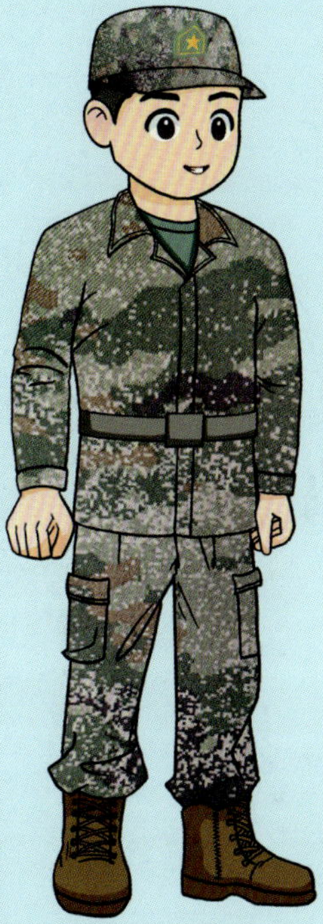

12 生病期间饮食需要注意什么？

生病期间要控制饮食，由于胃肠功能障碍，吸收功能下降，饮食应以清淡及富含水分为宜，忌油腻、辛辣、刺激性食物及海鲜、生冷食物。

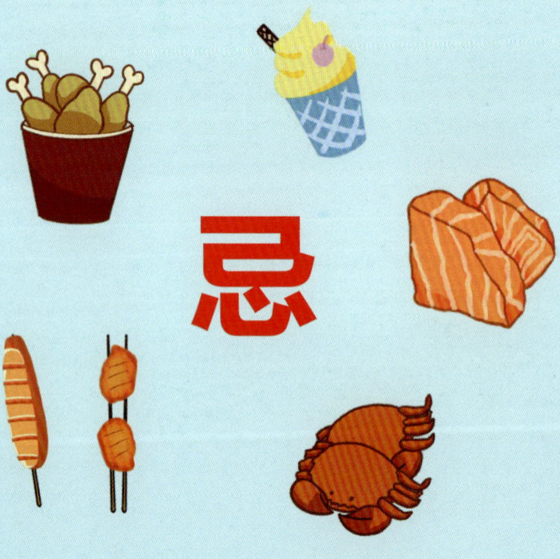

其他饮食注意事项见以下几点：

（1）避免辛辣、刺激、油腻食物。

（2）避免牛奶及其他乳制品、生冷水果等摄入。

（3）尽量避免豆制品（如豆浆）等产气食物，以免引起腹胀。

（4）避免海鲜等寒凉、易过敏食物。

（5）避免海带、紫菜、芹菜、韭菜等粗纤维食物。

（6）忌烟酒、浓茶、咖啡等。

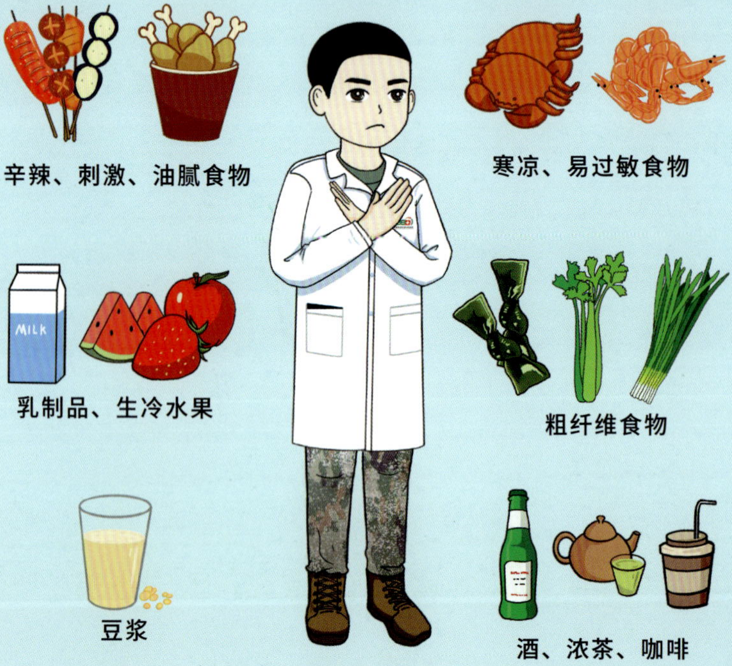
辛辣、刺激、油腻食物
寒凉、易过敏食物
MILK
乳制品、生冷水果
粗纤维食物
豆浆
酒、浓茶、咖啡

大部分急性胃肠炎患者不需要禁食。病情较轻者可采用低渣半流质饮食，食物要细软、易消化，可以少吃多餐，多饮水，进食一些清淡易消化的食物，比如米粥、面汤、蛋羹、面条、蔬菜泥等。

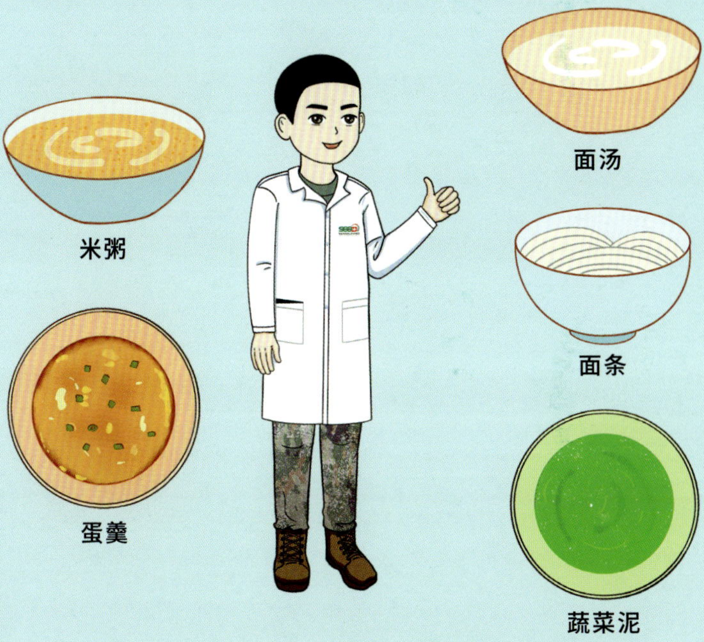

在急性胃肠炎治愈后，应该加强营养，补充疾病所致的营养损失，特别是儿童，处在生长发育期，应选择营养丰富的食物，如谷类、肉类、奶类、水果、蔬菜等。并每日加餐1次，持续2周。

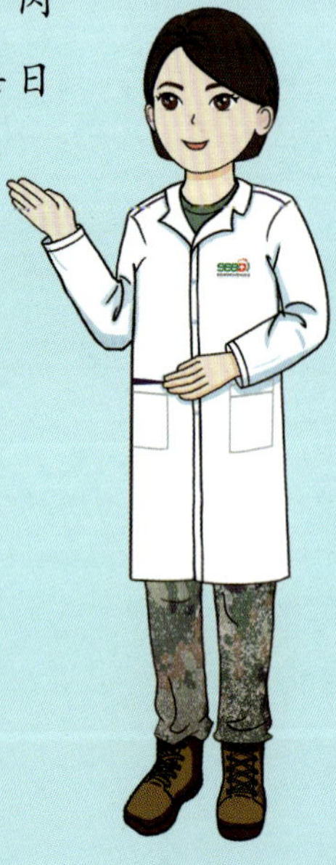

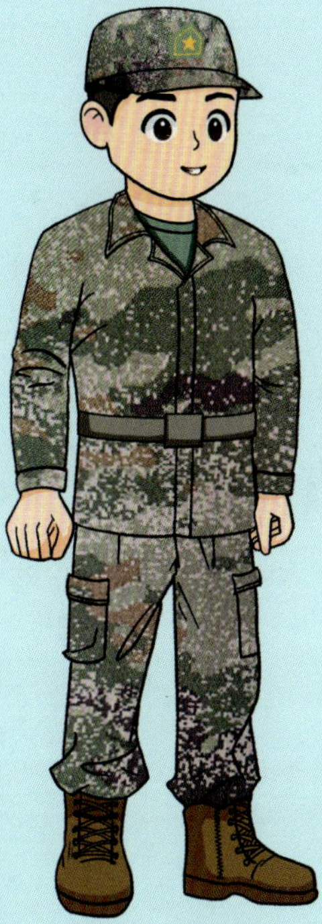

13 急性胃肠炎在家观察需要注意什么?

患者需关注每日排便次数、排便量、大便性状、体温变化，以及有无头晕、心慌、大汗等脱水症状。若症状较前加重或出现病情变化，请及时就医。

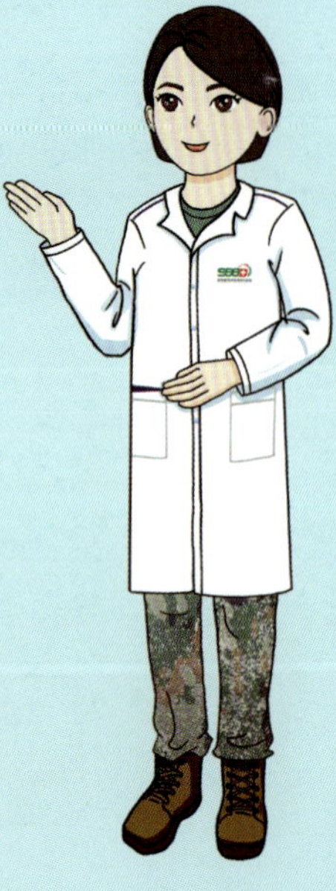

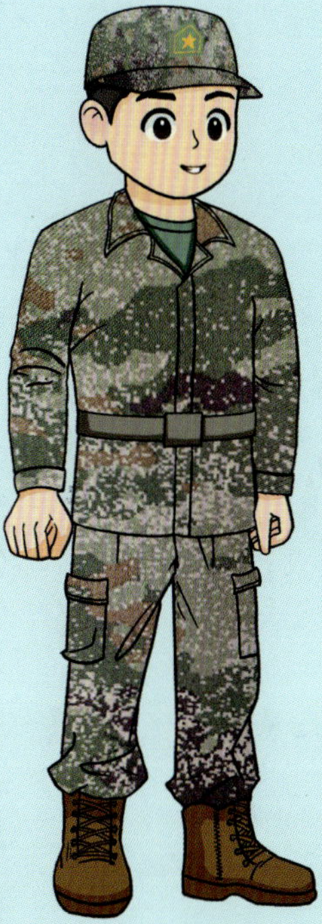

14 急性胃肠炎有“特效药”吗?

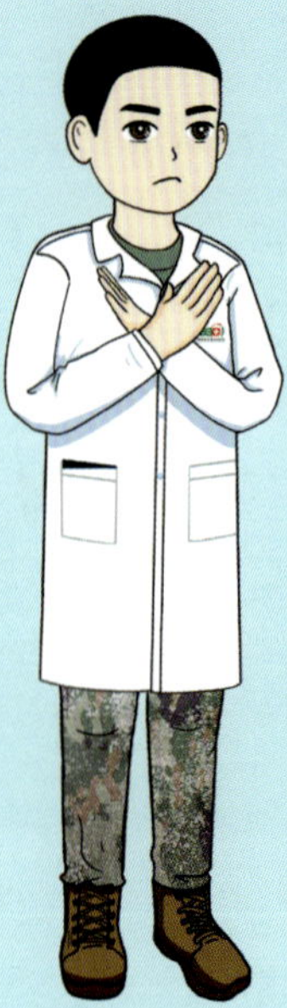

没有！

细菌和寄生虫感染引起的急性胃肠炎可用抗感染药物进行治疗。

病毒感染引起的急性胃肠炎没有特异性药物，主要是针对发热、腹泻和脱水的症状用药，如退热、止泻、补水等。根据个体抵抗力不同，其病程长短也有差异，一般3～7天症状消失。

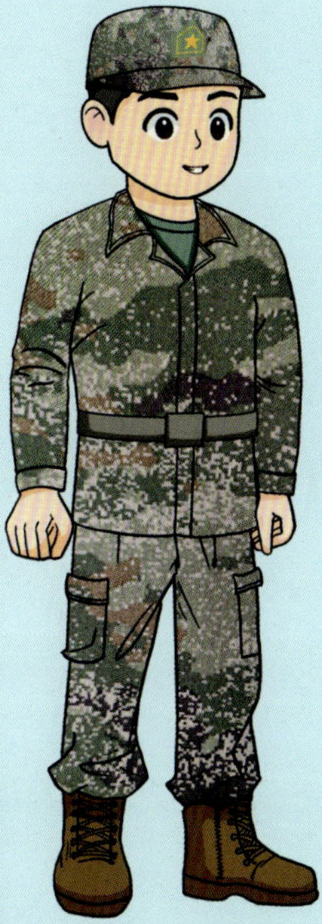

15 怎么预防急性胃肠炎?

预防急性胃肠炎的生活注意事项：

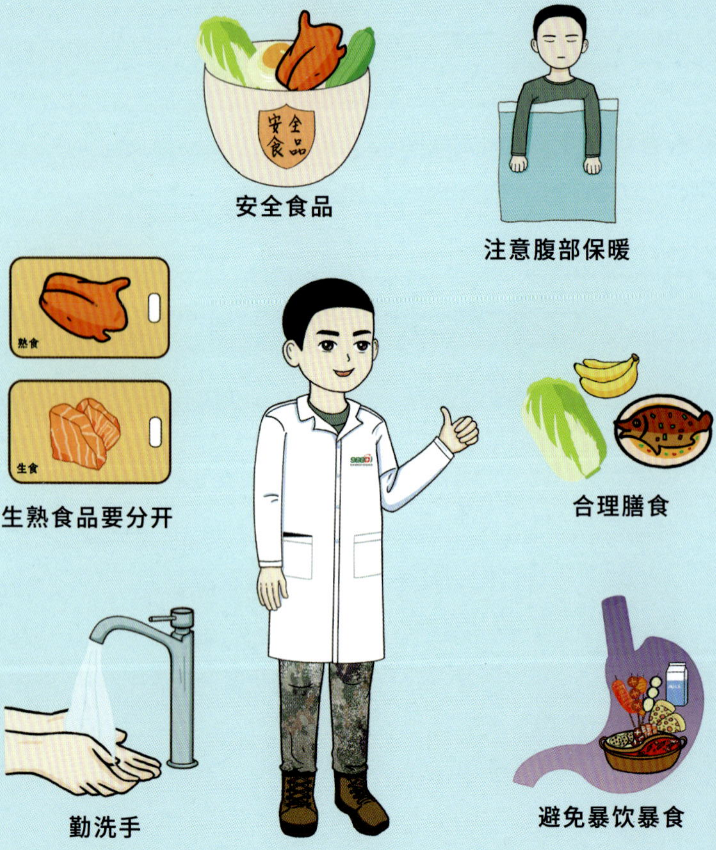

部队官兵常见消化系统疾病防治手册

总主审　卢忠生

总主编　黄　锦　岳　玮

美　编　常怡雯

消化性溃疡

本册主编　冯　佳

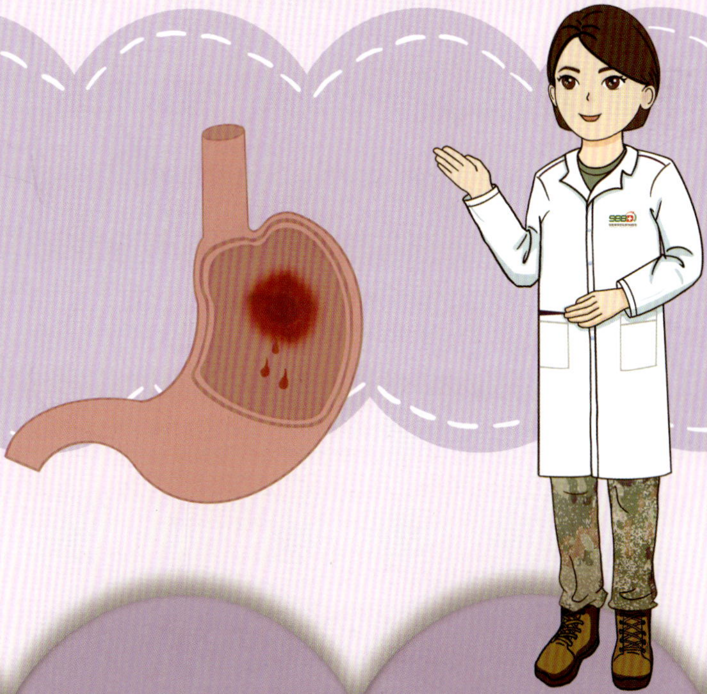

郑州大学出版社

图书在版编目(CIP)数据

部队官兵常见消化系统疾病防治手册. 消化性溃疡 / 黄锦, 岳玮总主编 ; 冯佳主编. -- 郑州 : 郑州大学出版社, 2024. 9. -- ISBN 978-7-5773-0664-3

Ⅰ. R825.7-62

中国国家版本馆 CIP 数据核字第 2024RF3863 号

消化性溃疡

XIAOHUAXING KUIYANG

策划编辑	张　霞	封面设计	常怡雯
责任编辑	张　霞　马锦秀	版式设计	常怡雯
责任校对	白晓晓	责任监制	李瑞卿

出版发行	郑州大学出版社(http://www.zzup.cn)
地　　址	郑州市大学路 40 号(450052)
出 版 人	卢纪富
发行电话	0371-66966070
经　　销	全国新华书店
印　　刷	河南瑞之光印刷股份有限公司
开　　本	787 mm×1 092 mm　1 / 32
本册印张	1.5
本册字数	28 千字
版　　次	2024 年 9 月第 1 版
印　　次	2024 年 9 月第 1 次印刷

书　　号　ISBN 978-7-5773-0664-3　总 定 价　96.00 元(全六册)

总主编简介

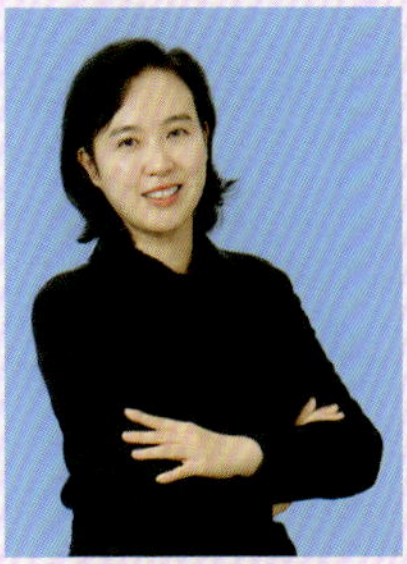

黄锦，医学博士，主任医师，硕士研究生导师，中国人民解放军联勤保障部队第九八八医院消化内科主任。河南省医学会激光医学分会副主任委员、消化病学分会常务委员。从事消化内科临床与研究工作20余年，擅长消化道肿瘤早期诊断和内镜下微创治疗，在消化系统疾病诊治方面经验丰富。主持多项国家级和军队科研课题。以第一完成人获军队科学技术进步奖二等奖，河南医学科技奖二等奖。发表论文20余篇。被表彰为全军学习成才先进个人和河南省优秀医师，当选河南省第十三届、第十四届人民代表大会代表。

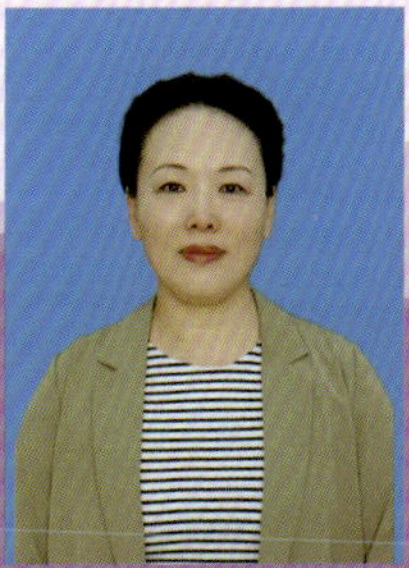

岳玮，医学硕士，副主任医师，硕士研究生导师，中国人民解放军联勤保障部队第九八八医院全科医学科副主任。中国老年学和老年医学学会委员，河南省医学会老年医学分会常务委员、科研管理学分会副主任委员，长期研究老年病学，科研教学工作经验丰富。承担河南省自然科学基金等省级项目2项，先后参与国家自然科学基金项目、军队重点项目14项。获得国家、军队和省级科学技术奖项20余项。发表论文80余篇，发明专利2项，软著1项。

本册主编简介

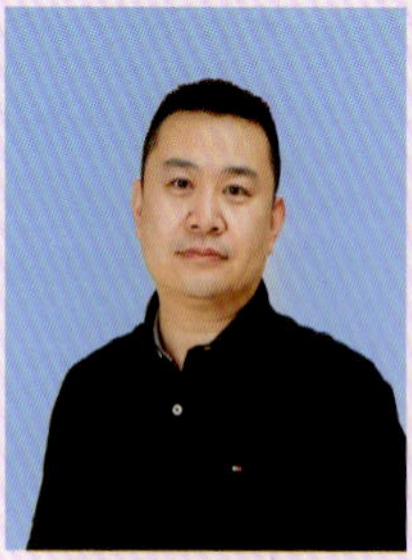

冯佳，医学博士，中国人民解放军联勤保障部队第九八〇医院消化内科副主任医师。兼任河北医科大学副教授，中华医学会消化内镜学分会消化内镜隧道技术协作组委员，河北省医师协会消化内镜分会委员。擅长消化系统疾病的内镜诊治。发表论文10余篇，承担省部级课题2项。

序 言

消化系统疾病在日常生活中常见且高发，从诸多的功能性症状到严重的炎症溃疡、肝硬化、出血甚至消化系肿瘤等，不仅影响患者的工作和生活质量，对人类的健康也构成很大威胁。随着经济发展、工作生活节奏加快，人们的生活方式发生很大变化，消化系统疾病的环境致病因素呈多样化，导致该方面疾病的防治任务也更加严峻。科普是疾病预防、早诊、早治、规范防治的重要环节，是遏制疾病增长的重要手段。因此，在部队开展消化系统疾病普及教育常见病的防治知识，对于保障广大官兵健康，提高战斗力意义重大。

本套书的作者在军队医院从事消化内科工作多年，一线临床经验丰富，熟悉基层官兵工作和生活条件及常见消化疾病。他们选取亲自诊治的典型病例，运用简明易懂的语言，配以形象的图画，阐明了军队消化系统常见病的概念、症状、发病机制、传播途径、疾病危害、预防方法及诊治手段，将知

识性和趣味性有机结合，帮助读者掌握消化系统疾病的基本知识和防治方法，期望本套科普读物能为读者防治消化系统疾病发挥有益作用。

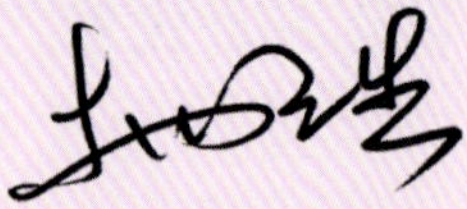

主任医师 教授
中国人民解放军总医院
消化内科　　微生态科

前言

军队承担着作战及其他危难险重任务，突发性、快节奏、严要求是军人生活的常态，部队官兵时刻面临着各种挑战与考验。特殊的环境、高强度的训练、紧张的作息、不规律的饮食等，都可能引起消化系统疾病，进而影响到官兵的身体健康和部队战斗力。

有鉴于此，我们编写了这套《部队官兵常见消化系统疾病防治手册》。本套书分为六个分册，内容包括《幽门螺杆菌感染》《急性胃肠炎》《消化性溃疡》《胃食管反流病》《肠易激综合征》《便秘与痔疮》。作者都是在军队医院工作的一线临床医师，大家结合自己的亲身经历，运用临床实践经验，列举具体病例，采取图文结合、一问一答的形式，通俗易懂地介绍了部队常见消化系统疾病防治知识。

希望这套手册能够成为部队广大官兵的健康助手，有助于大家进一步增强健康意识，有效预

防消化系统疾病，以更加昂扬的斗志和强健的体魄，投入部队的各项任务中去。

黄锦

2024年7月　郑州

目　录

消化性溃疡 10 问

病 例

小魏这两个月工作繁忙，总是错过饭点，忙完了就凑合吃一点。最近半个月，晚上加班时总感觉肚子痛，特别是上腹部，刚开始疼痛不严重，喝点热水、吃点东西就能缓解一些，后来愈发严重，疼痛一发作就持续 1 个多小时，很难忍受。近一周，不仅肚子痛，还出现了乏力和心慌，大便也变成了黑色。他觉得“不妙”，赶紧来医院消化内科就诊。

医生进行问诊和查体后，开了检查单，血常规结果显示血红蛋白仅有 102 g/L(男性正常值 120 ～ 160 g/L)，提示贫血状态；大便常规结果显示：柏油样便、粪便隐血试验，提示存在消化道出血。入院后做胃镜检查发现十二指肠球部有一个直径约 1 cm 的溃疡，溃疡创面上能看见鲜血渗出，医生立即进行了内镜下止血治疗。

该病例中导致小魏发病的“真凶”就是十二指肠球部溃疡。小魏经过治疗痊愈出院，医生叮嘱他择期来医院检查一下幽门螺杆菌。

小魏虽然康复了，但心里还有许多疑问：十二指肠溃疡是什么？是什么原因导致的溃疡？出血，与之前的工作紧张有没有关系？溃疡与出血有没有关联？医生为什么还要让我查一个什么“菌”？

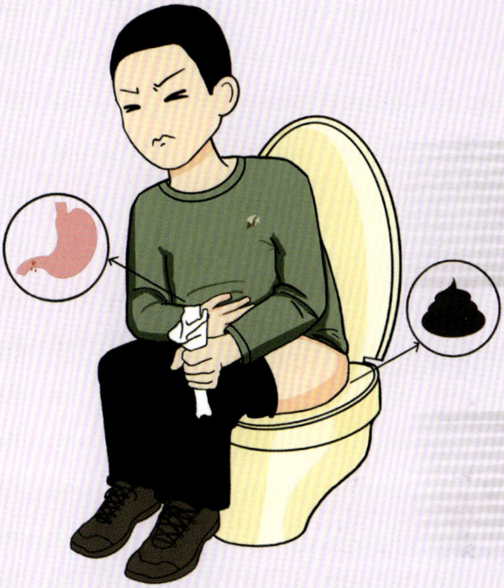

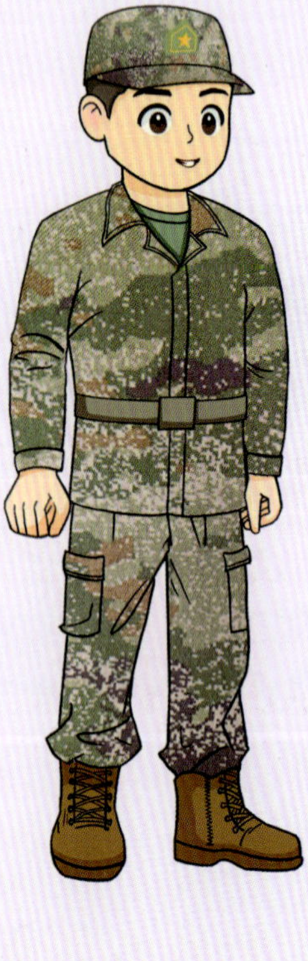

1 什么是消化性溃疡？

消化性溃疡是指在各种致病因子的作用下，消化道黏膜发生炎症反应与坏死、脱落，形成破损，溃疡的黏膜坏死缺损穿透黏膜肌层，严重者可达固有肌层甚至更深。

最常见的消化性溃疡是胃溃疡和十二指肠溃疡。

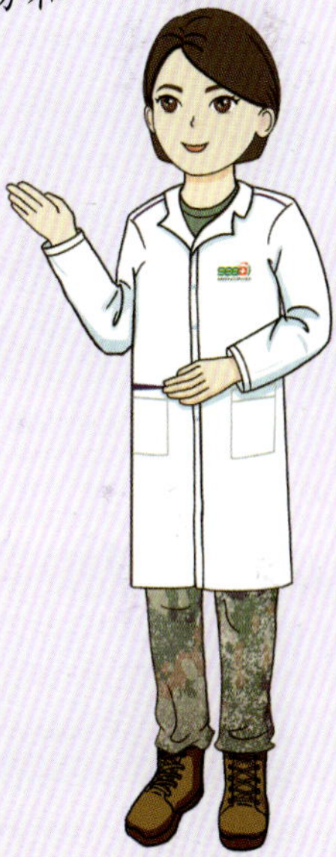

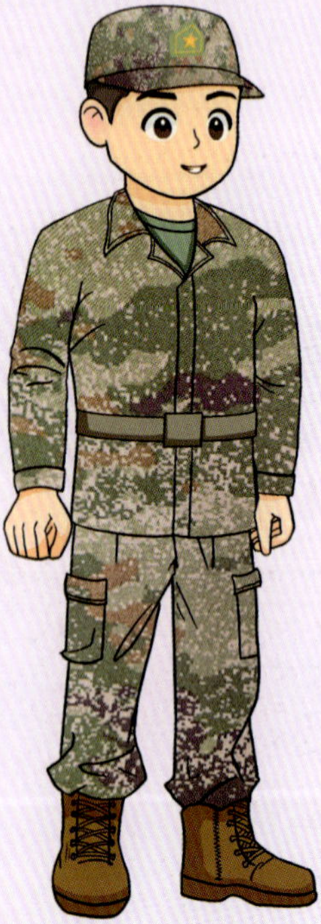

2 哪些人容易得消化性溃疡?

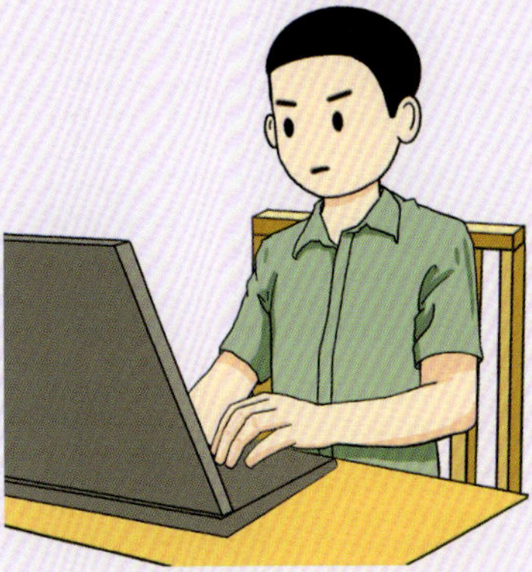

男性多于女性

年轻人以十二指肠溃疡多见

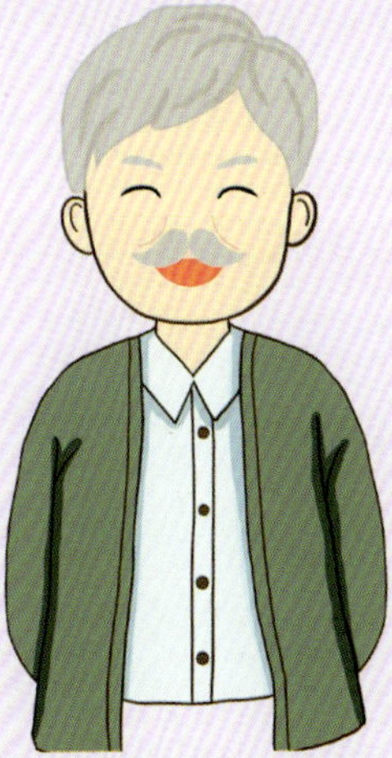

中老年人以胃溃疡多见

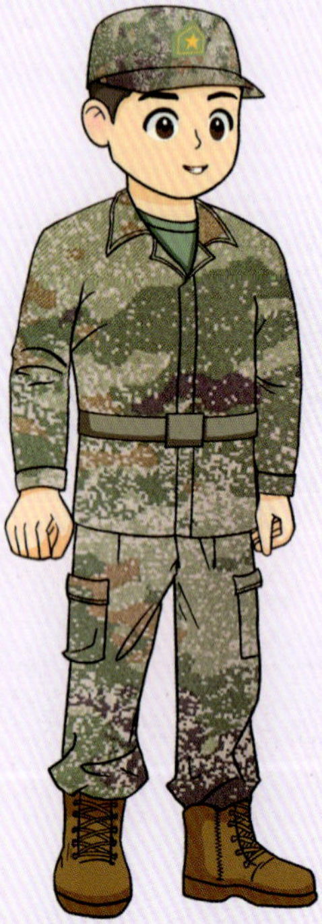

3 消化性溃疡发病的原因是什么?

常见病因：

（1）感染幽门螺杆菌，是消化性溃疡重要的发病原因和复发因素之一。

（2）服用阿司匹林或其他非甾体抗炎药（NSAID）。

（3）饮食不规律，饥一顿饱一顿。

（4）喜好烟酒、浓茶、浓咖啡、辛辣刺激性食物等。

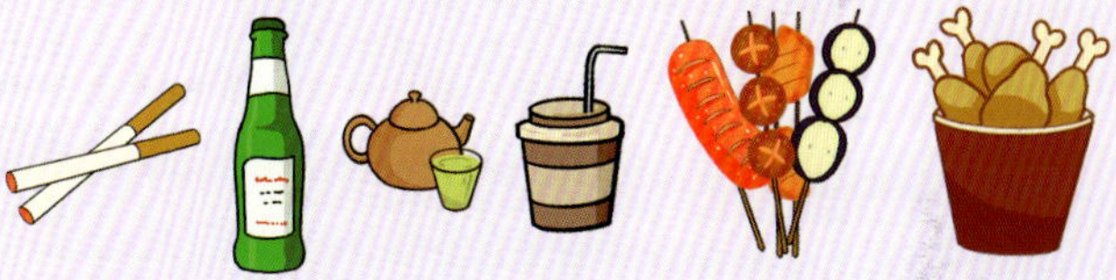

其他病因：

（1）精神心理因素：急性重症疾病，压力大、熬夜等。

（2）遗传因素：直系亲属也得过胃溃疡。

（3）其他因素：卓艾综合征、系统性肥大细胞增多症等疾病合并发生。

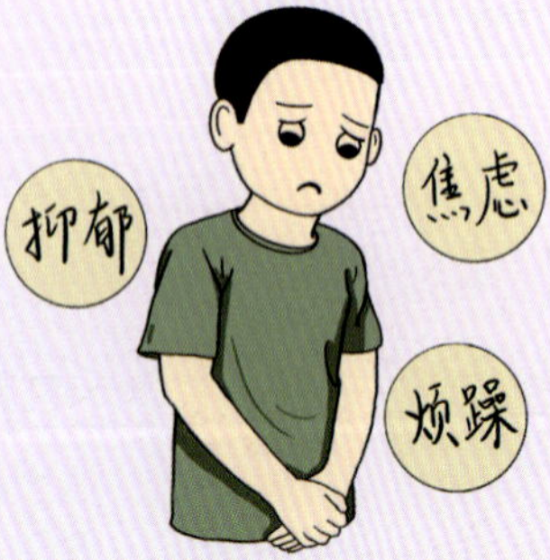

压力大

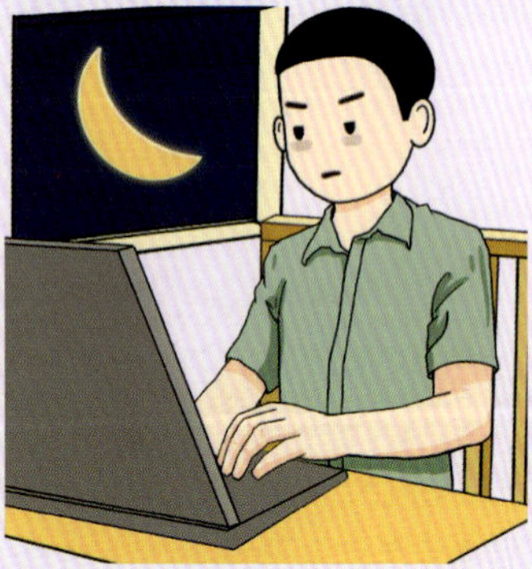

熬夜

消化性溃疡的发生机制

胃肠的防御体系就像一架天平，如果防御体系变弱，损伤因素增加，就会形成溃疡。

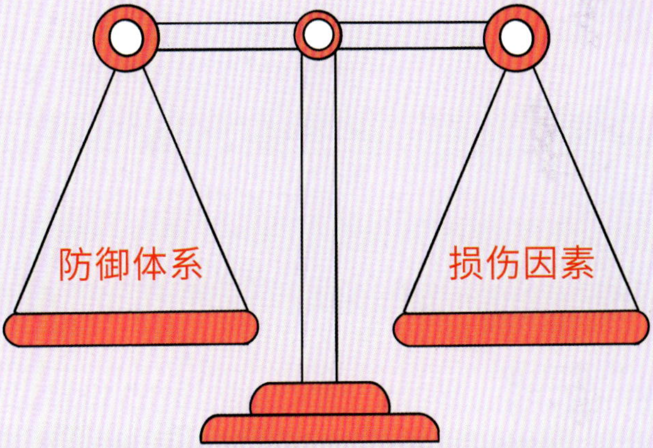

胃肠的防御体系：

内壁有厚厚的黏液保护不被自我“消化”及食物损伤。

黏膜的自我更新速度快，损伤后可快速修复。

常见损伤因素：
幽门螺杆菌感染、
药物刺激、
胃酸过多、
生活改变、
不良生活习惯、
精神压力增大。

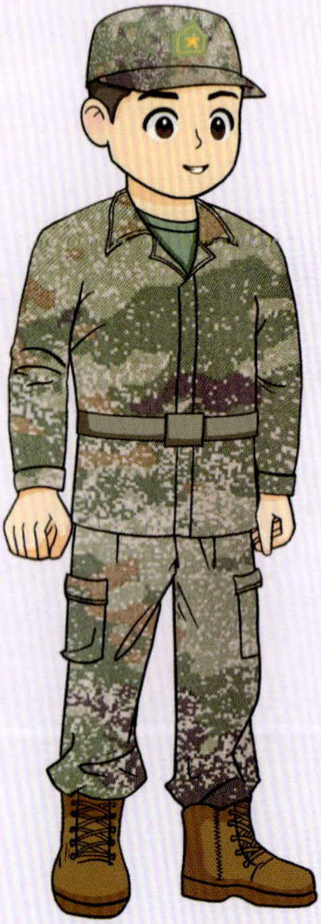

4 消化性溃疡的主要症状和特点是什么？

消化性溃疡典型症状：

中上腹部疼痛和反酸是消化性溃疡的典型症状。

消化性溃疡的腹痛可表现为慢性、节律性、周期性。

慢性：病程长、反复发作。

节律性：腹痛的发生通常和进餐有关系。胃溃疡疼痛多发生在餐后；十二指肠溃疡疼痛多发生在空腹时，表现为饥饿痛或者夜间腹痛。

周期性：如无干预则出现疼痛数天后缓解，缓解后再次发作。发作的诱因有季节变化、精神紧张、情绪波动等。

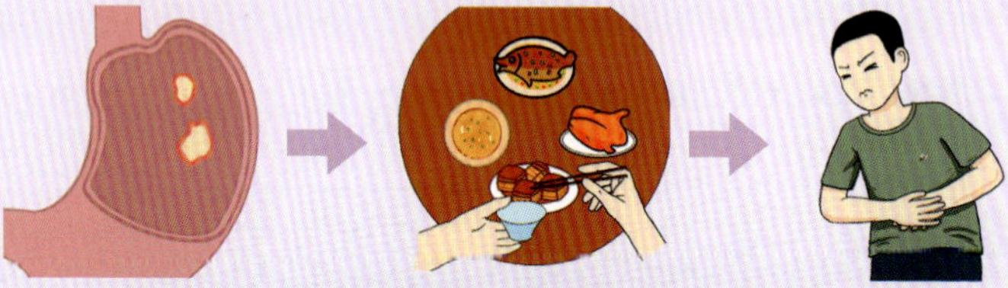

胃溃疡腹痛多发生在餐后

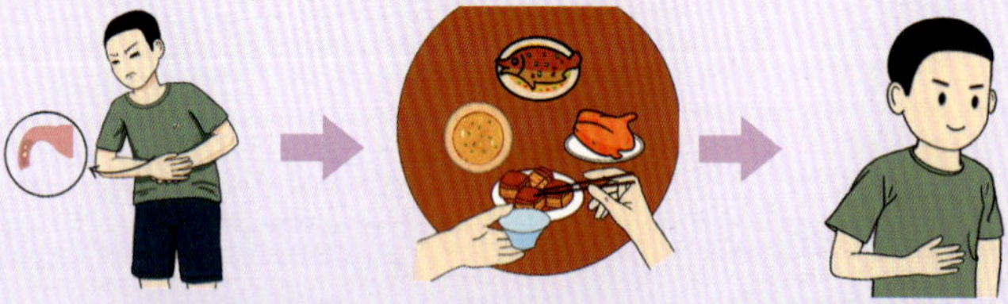

十二指肠溃疡腹痛多发生在空腹时，进餐后可缓解

消化性溃疡其他症状

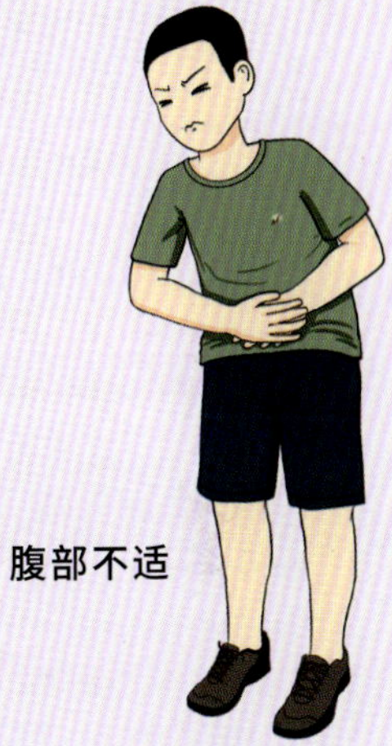

（1）不典型症状

表现为消化不良症状，如：腹胀、腹部不适、嗳气、反酸。

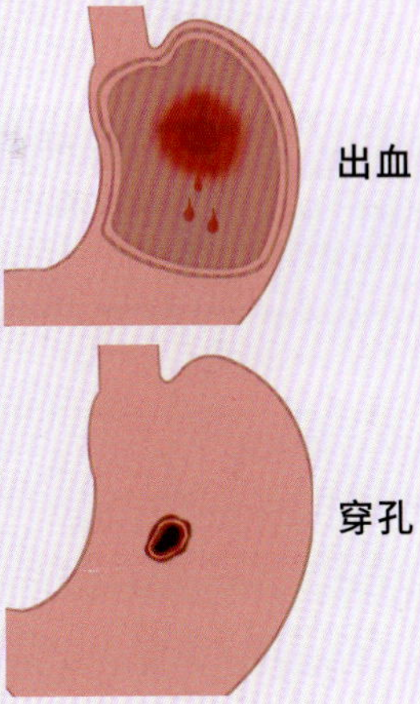

（2）无症状

部分患者首次表现为消化道出血、消化道穿孔。

消化性溃疡发病特点

（1）季节性：冷暖交替的季节，春季和秋季。

（2）地域性：发病率南方高于北方，城市高于农村。

（3）十二指肠溃疡较胃溃疡常见。

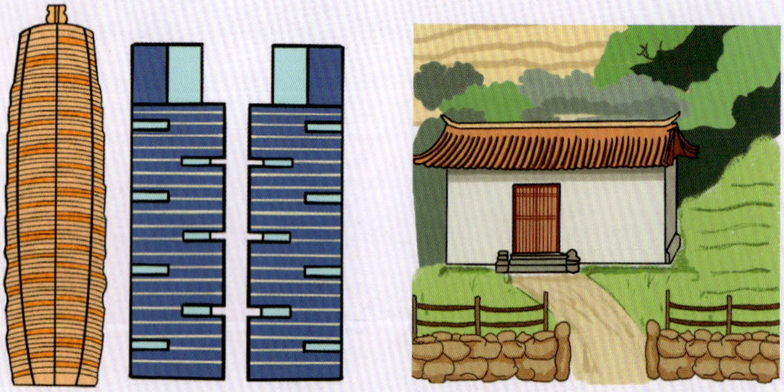

城市发病率高于农村

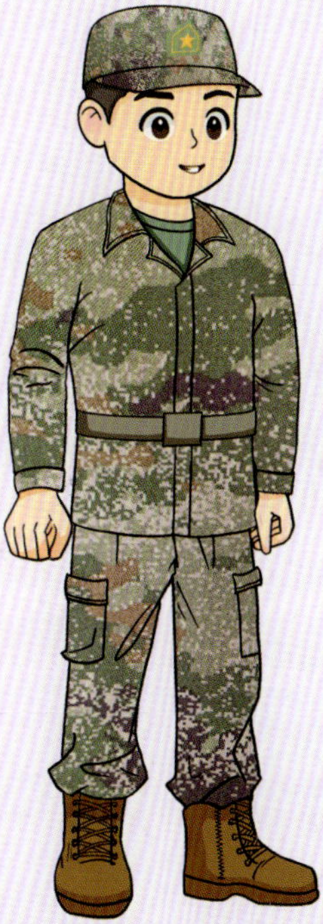

5 消化性溃疡对人体的危害有哪些？

消化性溃疡的危害——疼痛

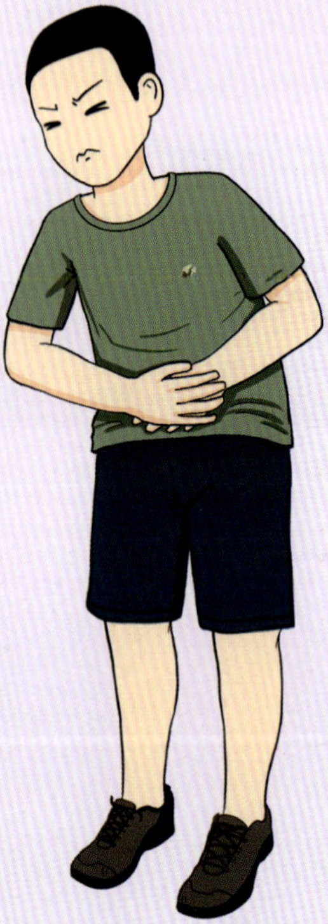

（1）疼痛会影响工作和训练，不耐饿，体力下降。

（2）疼痛会影响食欲、睡眠，导致体重下降，精神差。

消化性溃疡的危害——出血

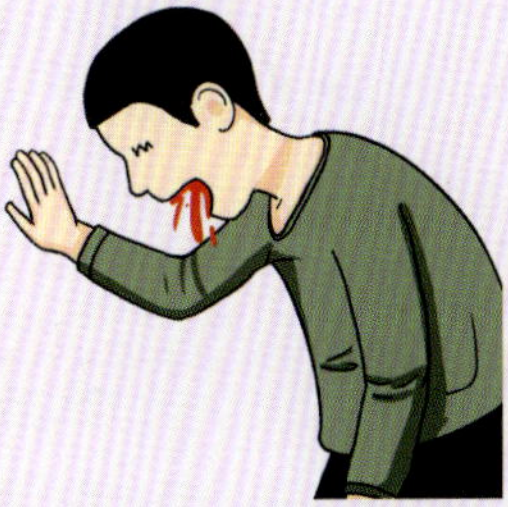

吐鲜红色血

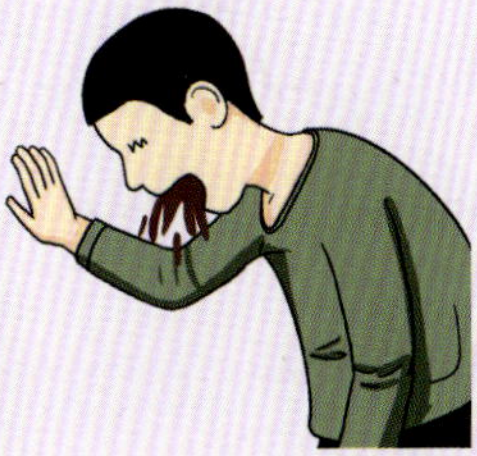

吐咖啡色呕吐物

柏油样便

溃疡侵蚀到血管，就会导致血管破裂而出血。

急性大量出血：会出现头晕、心慌、出虚汗，甚至意识丧失，休克乃至死亡。

缓慢失血：如果出血量少，可无明显症状；如果出血量多，会导致贫血，出现乏力、心慌等症状。

消化性溃疡的危害——穿孔

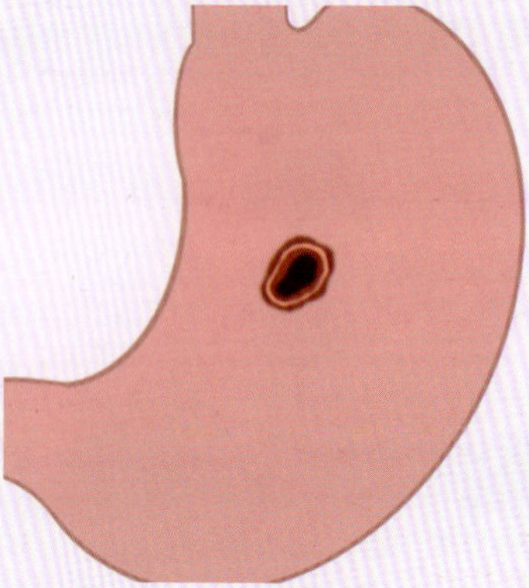

当溃疡侵蚀穿透胃肠壁，就会引起胃或者十二指肠的穿孔，就像房间被凿穿一个洞。

急性穿孔：胃肠内的食物和具有强烈腐蚀作用的消化液就进入无保护的腹腔内，造成剧烈腹痛、腹腔炎症，甚至休克。

慢性穿孔：可形成腹腔内包裹的脓肿，与周围相近的脏器黏连形成瘘道、瘘管。

消化性溃疡的危害——幽门梗阻

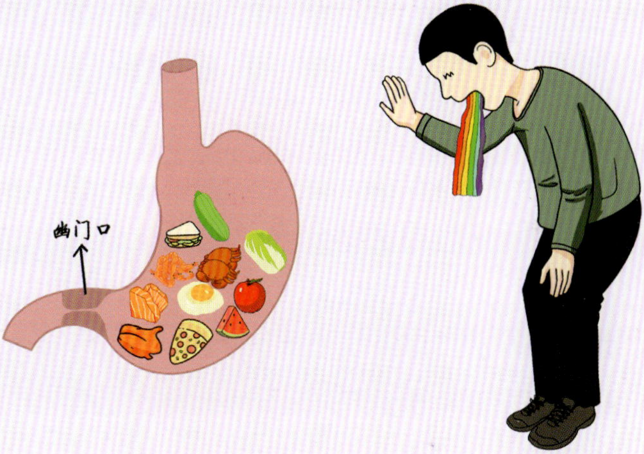

溃疡反复发作，导致胃出口狭窄，使食物不能通过，潴留在胃里，就是幽门梗阻。

幽门梗阻会出现呕吐，呕出隔夜的食物，以及腹胀腹痛，餐后加重。

消化性溃疡的危害——癌变

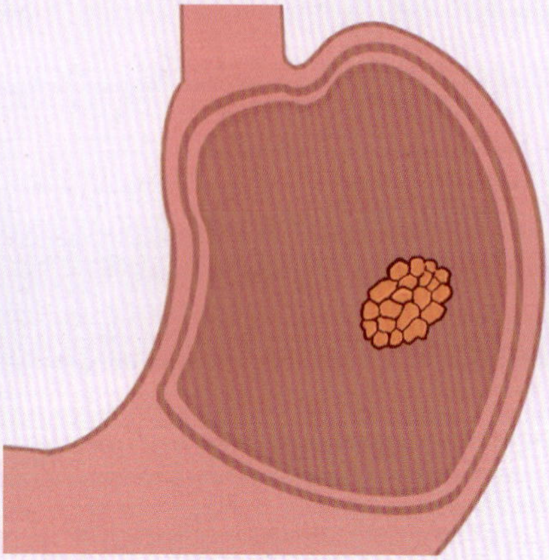

十二指肠溃疡几乎不会癌变。

胃溃疡反复不愈合，时间久了就会造成癌变。

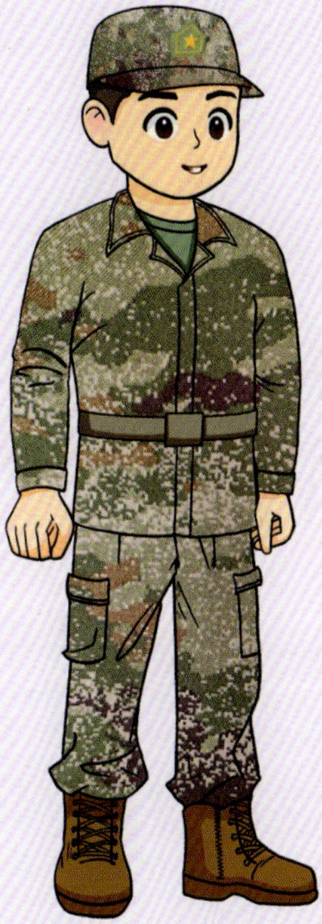

6 消化性溃疡如何诊断？

依据患者的典型症状可初步进行诊断。

确诊则需要一些辅助检查：胃镜、消化道造影、上腹部CT、幽门螺杆菌检查、抽血化验及粪便隐血试验等。

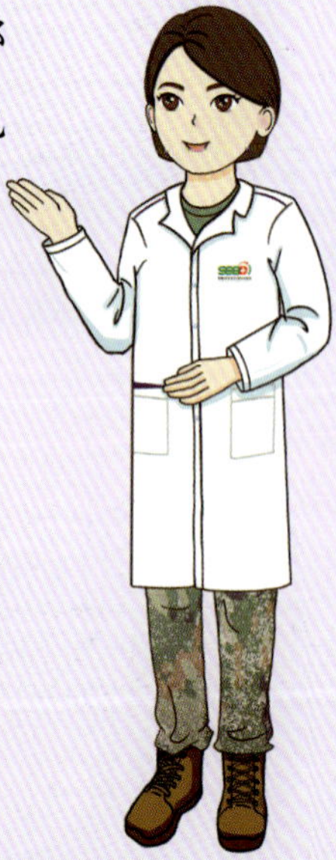

胃镜检查：

胃镜检查是首选的诊断方法。其特点是直观明了，检查的同时可进行止血等治疗。

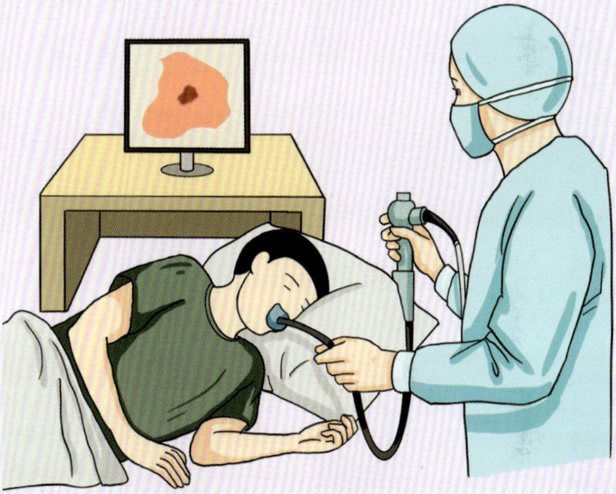

消化道造影检查

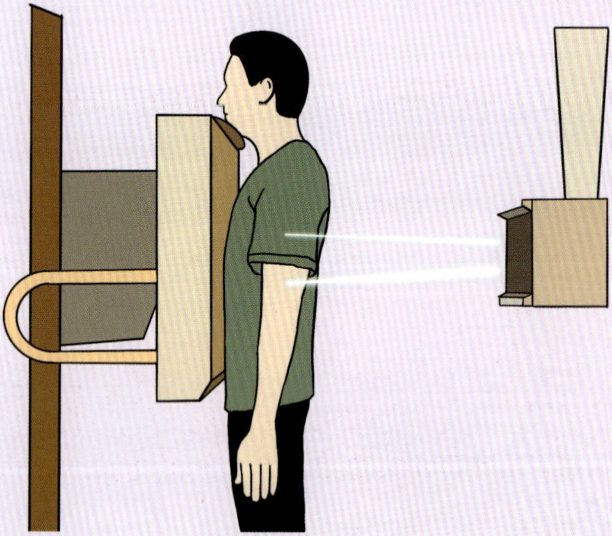

上腹部 CT 检查：

对合并有穿孔、梗阻等并发症时更有优势。

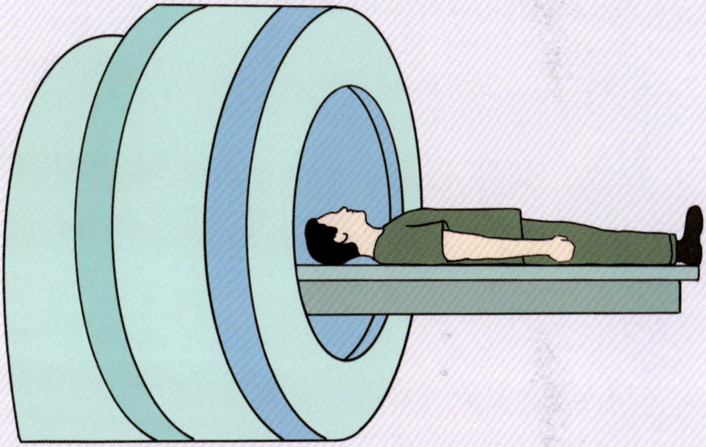

其他检查

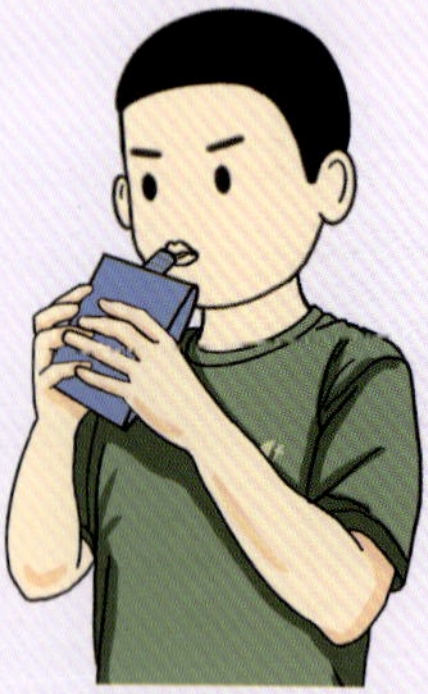

幽门螺杆菌检查

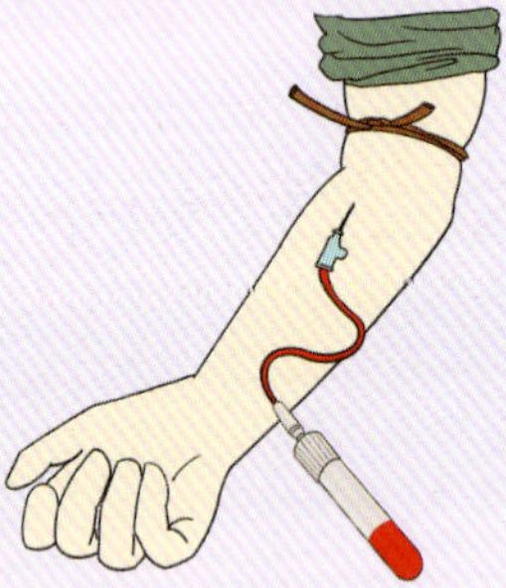

抽血化验

粪便隐血试验

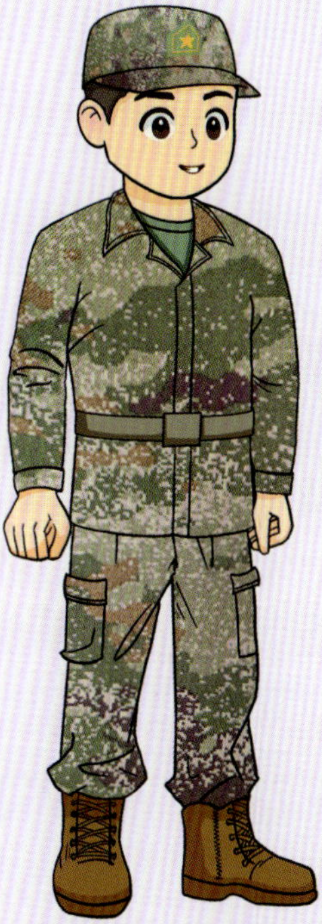

7 得了消化性溃疡怎么办？

一般到医院消化内科就诊。

医生评估

症状轻微，无并发症——门诊治疗。

症状严重，有出血、穿孔、梗阻等并发症——住院治疗。

! 当出现以下症状时需要紧急就医：

（1）大便呈柏油样改变时。

（2）有头晕、心慌、乏力等贫血症状。

（3）持续、剧烈的肚子疼，伴有发烧。

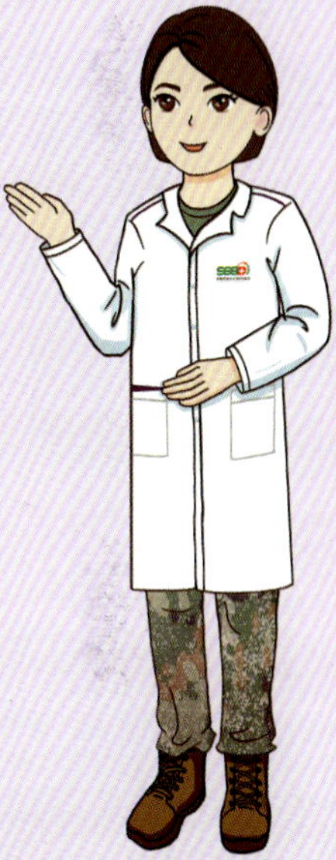

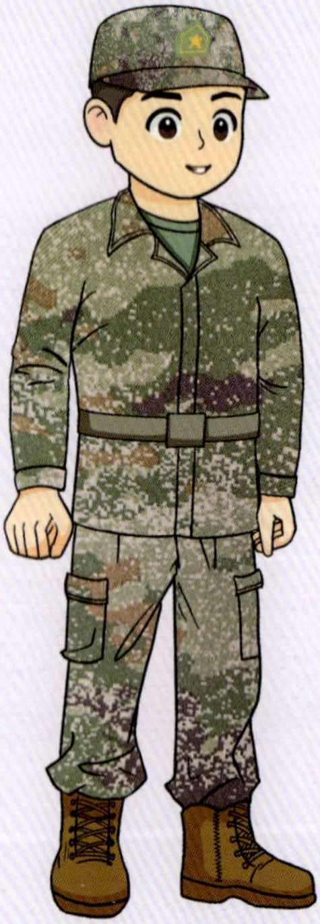

8 消化性溃疡能治好吗？

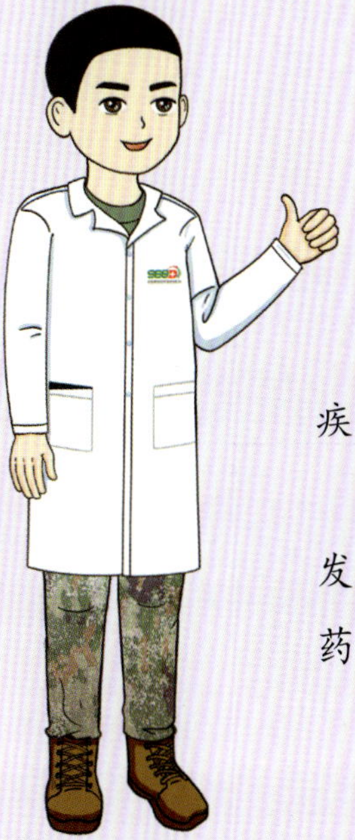

消化性溃疡是一种可治愈的疾病。

目前，已掌握消化性溃疡的发病机制，且治疗消化性溃疡的药物在不断更新。

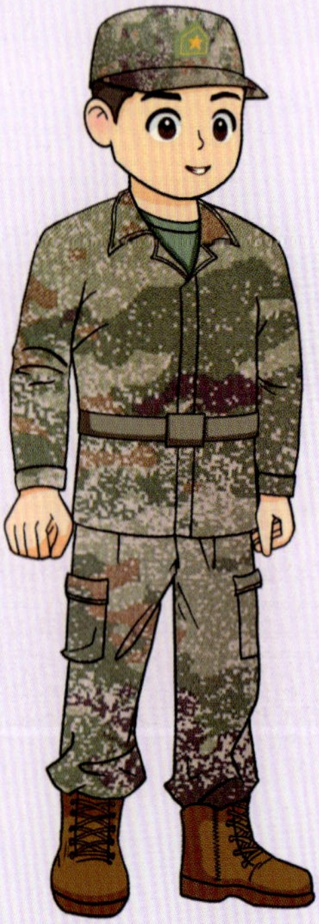

9 得了消化性溃疡应该注意什么？

生活方式：

（1）调整情绪，不要因患溃疡而情绪低落。

（2）规律生活，避免过度紧张与劳累。

（3）适当休息。

饮食：

（1）急性期：少食多餐，给消化道休息的机会。

（2）恢复期：有规律地进食三餐，使消化道的蠕动节奏正常。

（3）戒烟、戒酒，避免浓咖啡、浓茶、辛辣刺激性食物。

（4）停用导致或诱发溃疡的药物，若不能停用则尽量采用肠溶剂型、小剂量分次服用，避免空腹时应用。

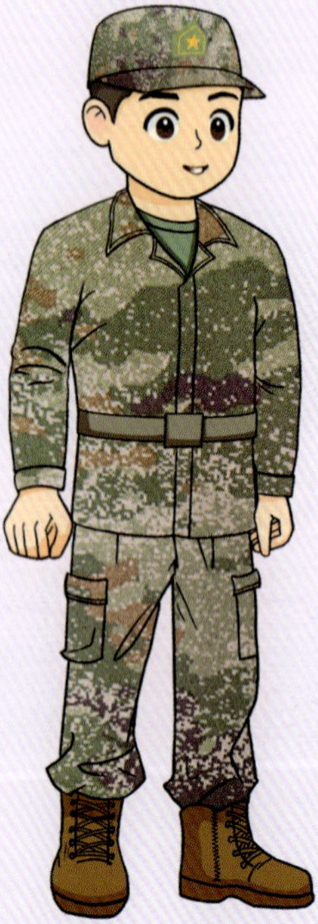

10 如何预防消化性溃疡？

（1）规律饮食。

（2）戒除不良生活嗜好。

（3）有家族史和有既往溃疡病史者要重视幽门螺杆菌的检查与治疗。

（4）有胃溃疡病史者要规律胃镜复查。

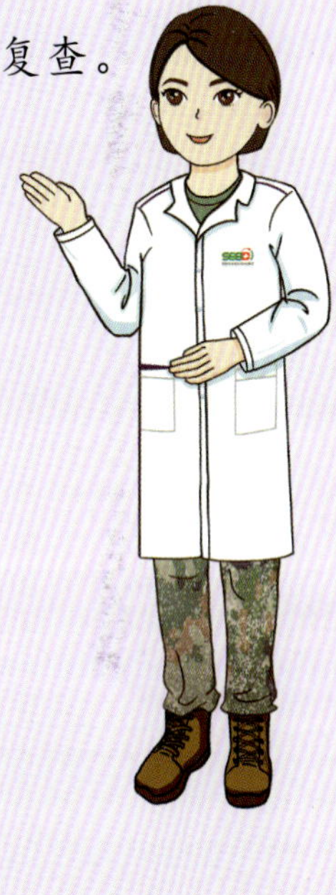

部队官兵常见消化系统疾病防治手册

总主审 卢忠生

总主编 黄 锦 岳 玮

美 编 常怡雯

胃食管反流病

本册主编 王培

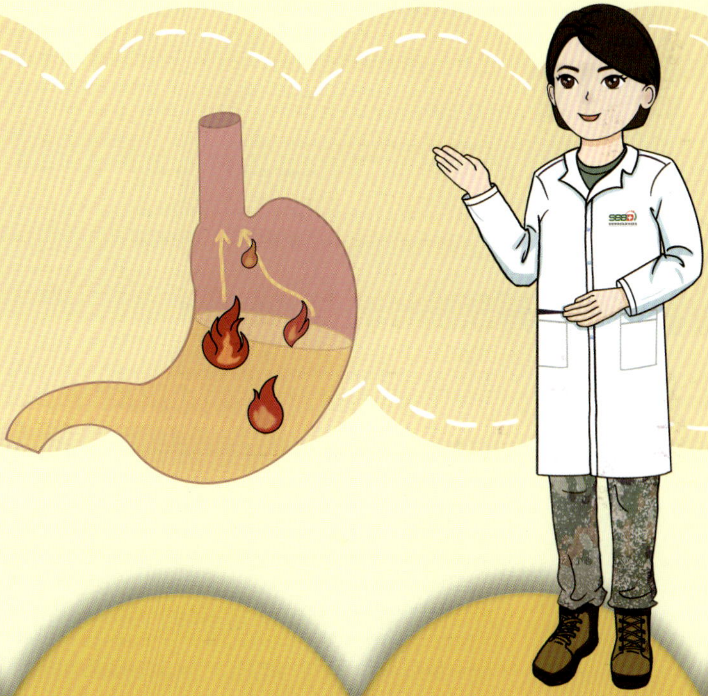

郑州大学出版社

图书在版编目(CIP)数据

部队官兵常见消化系统疾病防治手册. 胃食管反流病 / 黄锦, 岳玮总主编 ; 王培主编. -- 郑州 : 郑州大学出版社, 2024. 9. -- ISBN 978-7-5773-0664-3

Ⅰ. R825.7-62

中国国家版本馆 CIP 数据核字第 2024W42Q29 号

胃食管反流病

WEISHIGUAN FANLIUBING

策划编辑	张　霞	封面设计	常怡雯
责任编辑	张　霞　马锦秀	版式设计	常怡雯
责任校对	白晓晓	责任监制	李瑞卿

出版发行	郑州大学出版社(http://www.zzup.cn)
地　　址	郑州市大学路 40 号(450052)
出 版 人	卢纪富
发行电话	0371-66966070
经　　销	全国新华书店
印　　刷	河南瑞之光印刷股份有限公司
开　　本	787 mm×1 092 mm　1 / 32
本册印张	1.5
本册字数	28 千字
版　　次	2024 年 9 月第 1 版
印　　次	2024 年 9 月第 1 次印刷

书　　号	ISBN 978-7-5773-0664-3	总 定 价	96.00 元(全六册)

总主编简介

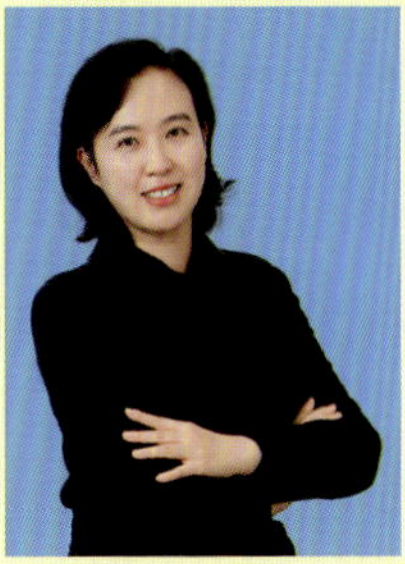

黄锦，医学博士，主任医师，硕士研究生导师，中国人民解放军联勤保障部队第九八八医院消化内科主任。河南省医学会激光医学分会副主任委员、消化病学分会常务委员。从事消化内科临床与研究工作20余年，擅长消化道肿瘤早期诊断和内镜下微创治疗，在消化系统疾病诊治方面经验丰富。主持多项国家级和军队科研课题。以第一完成人获军队科学技术进步奖二等奖，河南医学科技奖二等奖。发表论文20余篇。被表彰为全军学习成才先进个人和河南省优秀医师，当选河南省第十三届、第十四届人民代表大会代表。

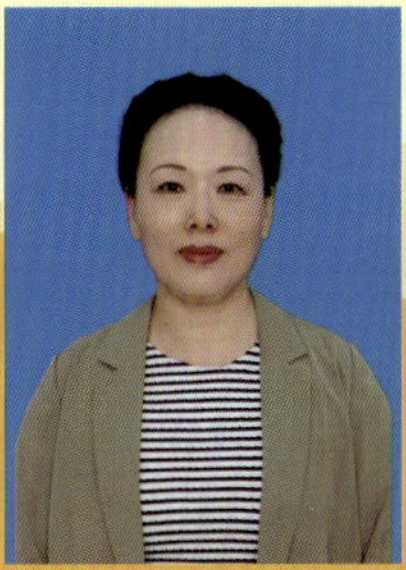

岳玮，医学硕士，副主任医师，硕士研究生导师，中国人民解放军联勤保障部队第九八八医院全科医学科副主任。中国老年学和老年医学学会委员，河南省医学会老年医学分会常务委员、科研管理学分会副主任委员，长期研究老年病学，科研教学工作经验丰富。承担河南省自然科学基金等省级项目2项，先后参与国家自然科学基金项目、军队重点项目14项。获得国家、军队和省级科学技术奖项20余项。发表论文80余篇，发明专利2项，软著1项。

本册主编简介

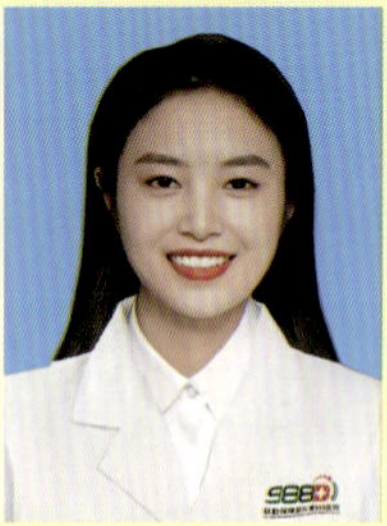

王培，医学硕士，联勤保障部队第九八八医院消化内科医师。长期从事消化系统疾病的诊治，擅长胃食管反流病、消化性溃疡、幽门螺杆菌感染相关性疾病、炎症性肠病、功能性胃肠病等疾病的内科诊疗。在核心期刊发表论文3篇。

序 言

消化系统疾病在日常生活中常见且高发，从诸多的功能性症状到严重的炎症溃疡、肝硬化、出血甚至消化系肿瘤等，不仅影响患者的工作和生活质量，对人类的健康也构成很大威胁。随着经济发展、工作生活节奏加快，人们的生活方式发生很大变化，消化系统疾病的环境致病因素呈多样化，导致该方面疾病的防治任务也更加严峻。科普是疾病预防、早诊、早治、规范防治的重要环节，是遏制疾病增长的重要手段。因此，在部队开展消化系统疾病普及教育常见病的防治知识，对于保障广大官兵健康，提高战斗力意义重大。

本套书的作者在军队医院从事消化内科工作多年，一线临床经验丰富，熟悉基层官兵工作和生活条件及常见消化疾病。他们选取亲自诊治的典型病例，运用简明易懂的语言，配以形象的图画，阐明了军队消化系统常见病的概念、症状、发病机制、传播途径、疾病危害、预防方法及诊治手段，将知

识性和趣味性有机结合，帮助读者掌握消化系统疾病的基本知识和防治方法，期望本套科普读物能为读者防治消化系统疾病发挥有益作用。

主任医师 教授
中国人民解放军总医院
消化内科　　微生态科

前 言

军队承担着作战及其他危难险重任务，突发性、快节奏、严要求是军人生活的常态，部队官兵时刻面临着各种挑战与考验。特殊的环境、高强度的训练、紧张的作息、不规律的饮食等，都可能引起消化系统疾病，进而影响到官兵的身体健康和部队战斗力。

有鉴于此，我们编写了这套《部队官兵常见消化系统疾病防治手册》。本套书分为六个分册，内容包括《幽门螺杆菌感染》《急性胃肠炎》《消化性溃疡》《胃食管反流病》《肠易激综合征》《便秘与痔疮》。作者都是在军队医院工作的一线临床医师，大家结合自己的亲身经历，运用临床实践经验，列举具体病例，采取图文结合、一问一答的形式，通俗易懂地介绍了部队常见消化系统疾病防治知识。

希望这套手册能够成为部队广大官兵的健康助手，有助于大家进一步增强健康意识，有效预

防消化系统疾病，以更加昂扬的斗志和强健的体魄，投入部队的各项任务中去。

黄锦

2024年7月　郑州

目　录

胃食管反流病 11 问

病 例

战士小李，今年 25 岁。这两年多来，反复出现胸骨后灼烧一样的疼痛，还感觉有酸水往上反，难受的时候吃东西都咽不下去，夜间平躺时症状还会加重。一开始，他怀疑自己心脏出了问题，火速到医院看急诊，但是心电图、心脏彩超等检查结果都是正常的；接着他又去了呼吸科、中医科就诊，都没有找到病因。直到近日，他的症状加重，来我院就诊，进一步检查发现，居然是消化系统的疾病，小李震惊不已。

为什么胃出了问题我的胸部会疼痛难忍呢？这让小李百思不得其解。

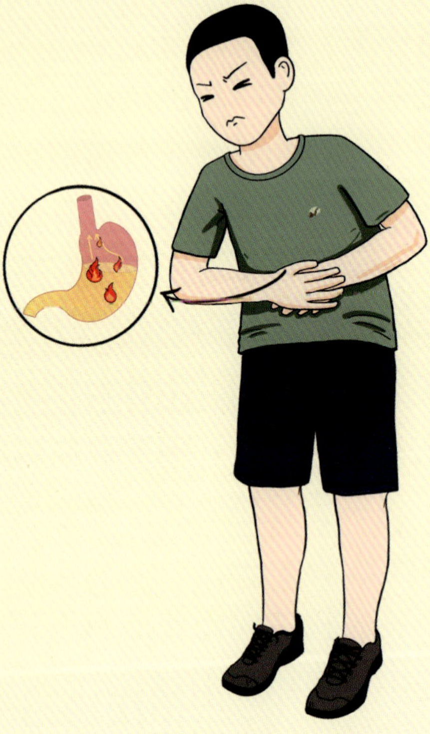

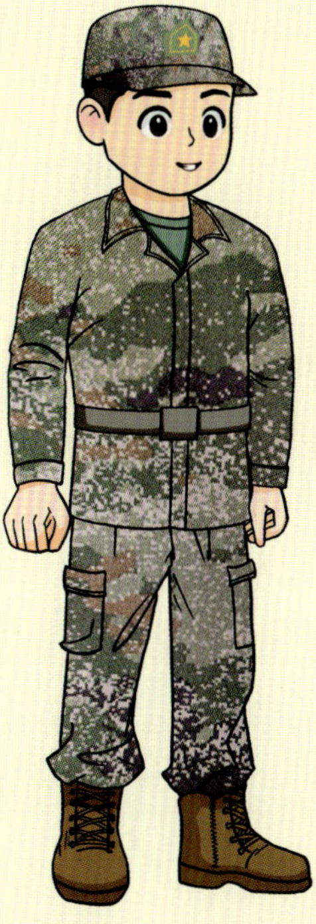

1 什么是胃食管反流病?

胃食管反流病是指胃、十二指肠内容物反流至食管内而引起的食管黏膜消化性炎症。

根据是否导致食管黏膜糜烂、溃疡分为非糜烂性反流病和反流性食管炎。

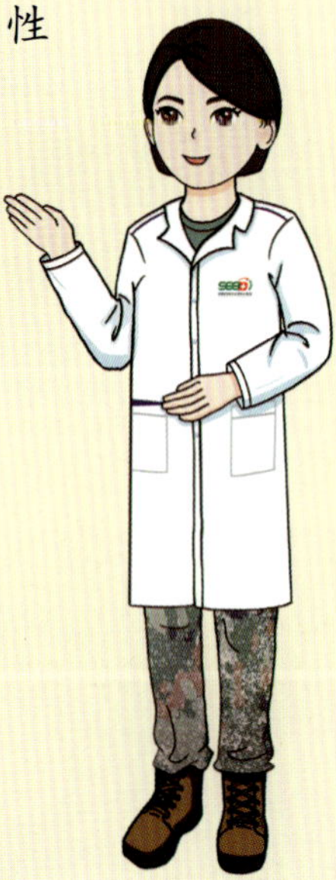

非糜烂性反流病：有典型的烧心和反流症状，胃镜检查未见黏膜破损。

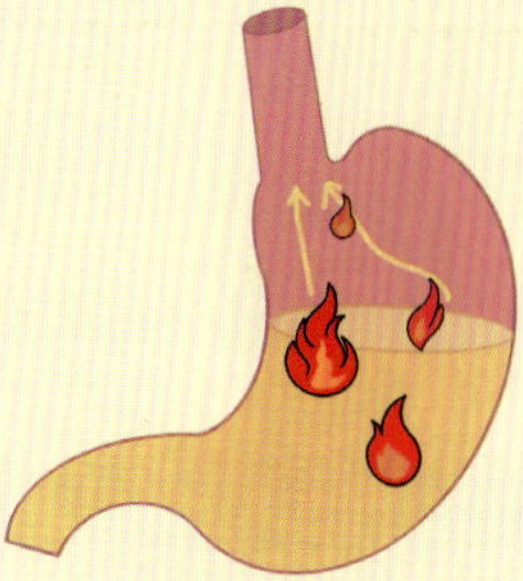

反流性食管炎：胃镜检查可见食管下段存在纵行的黏膜破损。

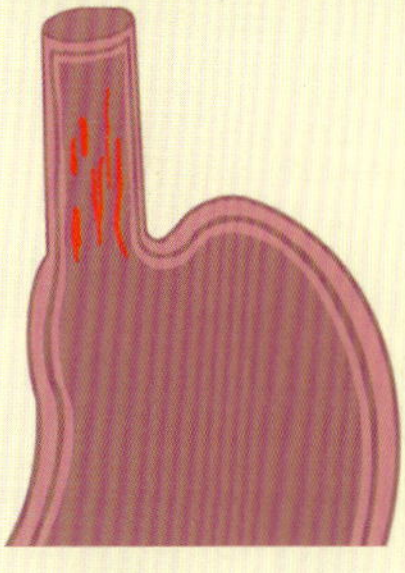

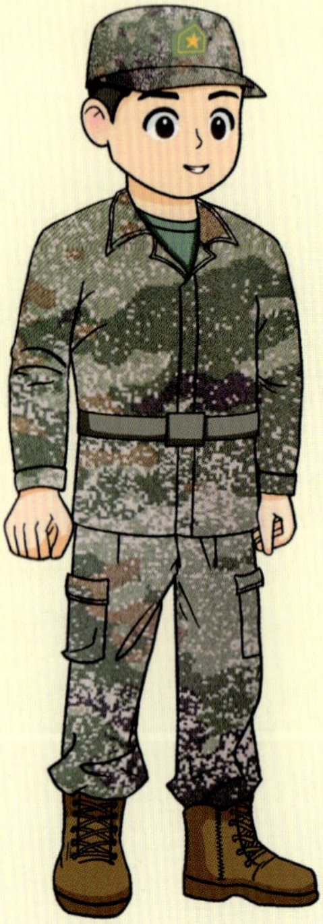

2 胃食管反流病有哪些症状？

食管症状：

（1）典型症状：烧心和反流。烧心指胸骨后的烧灼感。反流指胃内容物向咽部或口腔方向流动的感觉。

（2）非典型症状：胸痛、上腹烧灼感、上腹痛、上腹胀、嗳气等。

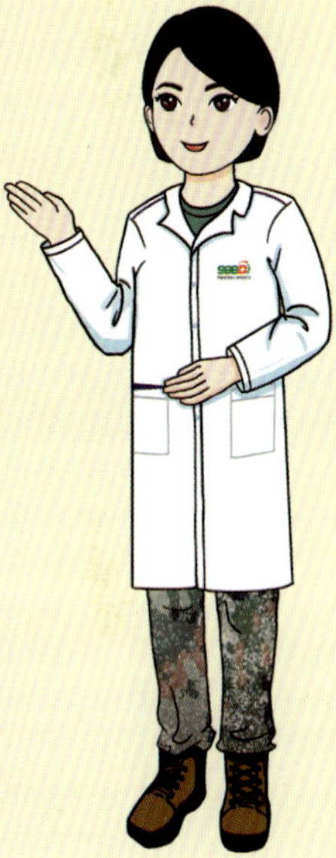

食管外症状：

如咽喉炎、慢性咳嗽、哮喘等，反流物到达鼻腔、中耳，引起流清鼻涕、打喷嚏、鼻塞、耳鸣、听力下降等症状，甚至可引起部分口腔疾病如牙龈炎、牙周炎、牙蚀症等。

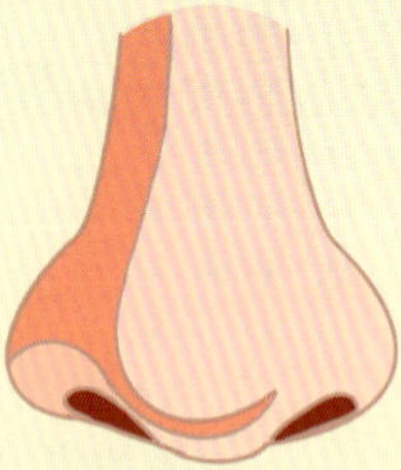

鼻子

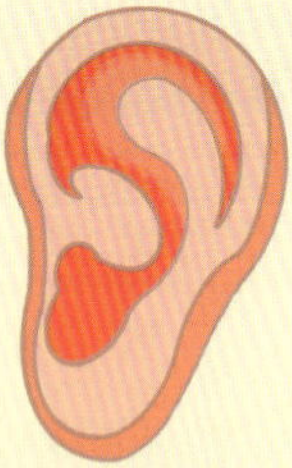

耳朵

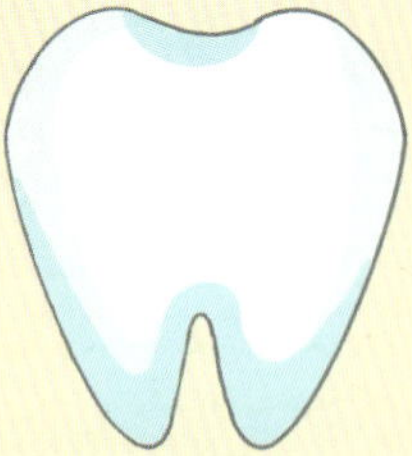

牙齿

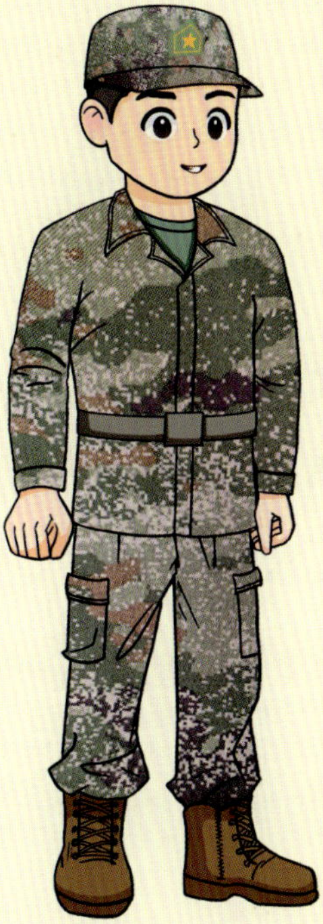

3 胃食管反流病有哪些诱发因素？

各种不良生活习性和环境压力均可引起食管敏感性增高，产生烧心等症状，老年胃食管反流病患者反流症状的严重程度与抑郁、焦虑等不良情绪的程度相关。

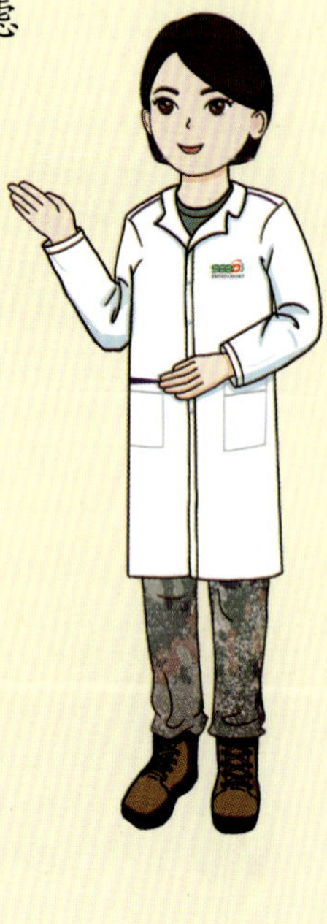

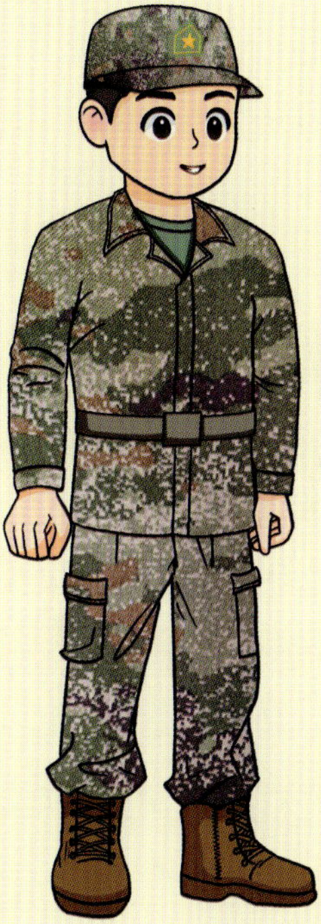

4 哪些情况容易得胃食管反流病?

胃食管反流病的发病和年龄、性别、肥胖、生活方式等因素有关。

发病率：老年人高于年轻人；男性高于女性。

肥胖、高脂饮食、吸烟、饮酒、浓茶、大量饮咖啡等都会增加胃食管反流病的发生率。

体育锻炼、多吃青菜粗粮等纤维素含量高的饮食会降低胃食管反流病的发生率。

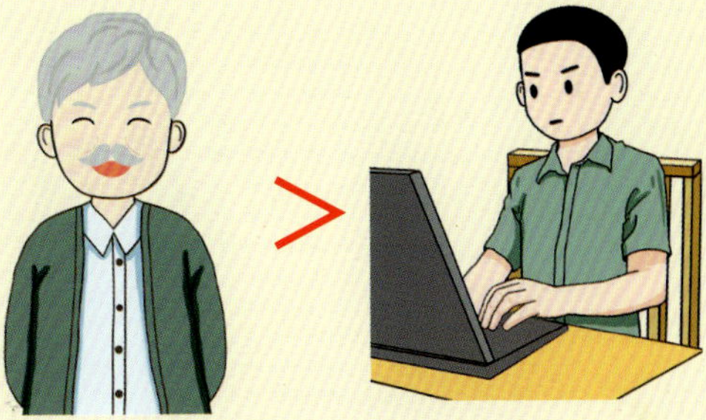

老年人发病率高于年轻人

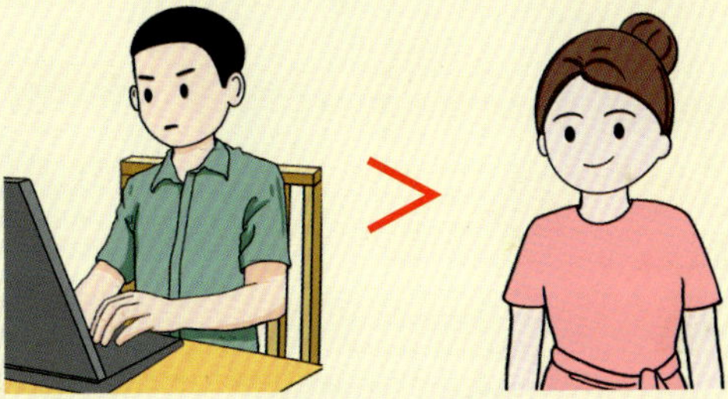

男性发病率高于女性

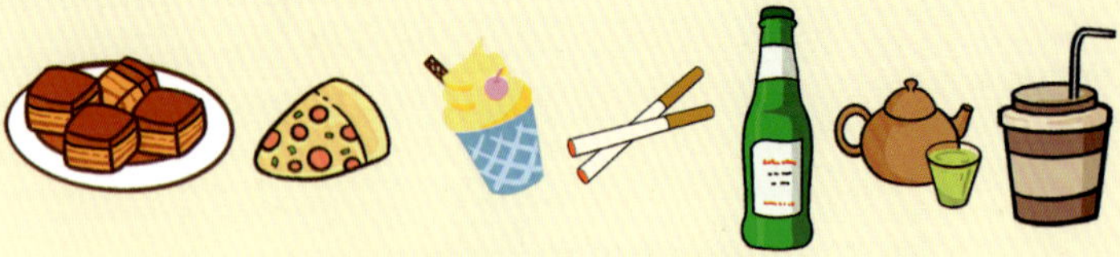

可增加发病率的因素

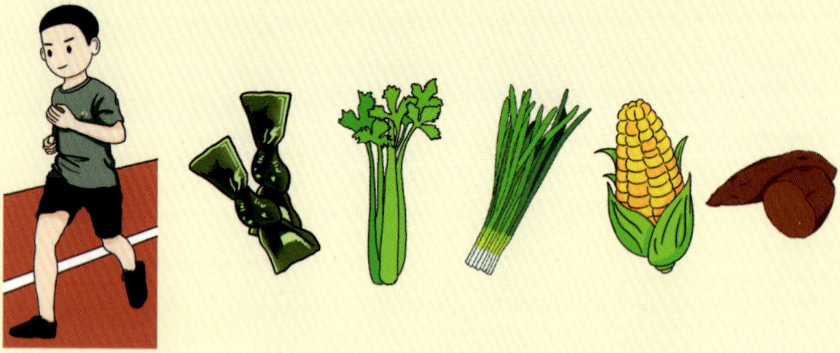

可降低发病率的因素

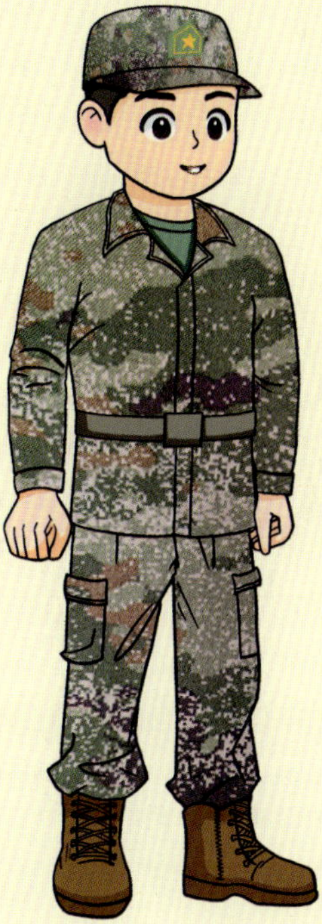

5 如何诊断胃食管反流病?

可以通过症状进行诊断，比如有烧心、早饱、上腹胀等消化系统症状，或者是有胸痛、咽喉部异物感、声嘶等表现。

还可以通过胃镜、食管 24 小时 pH 监测、食管高分辨率测压、上消化道造影等全面的检查进行诊断。

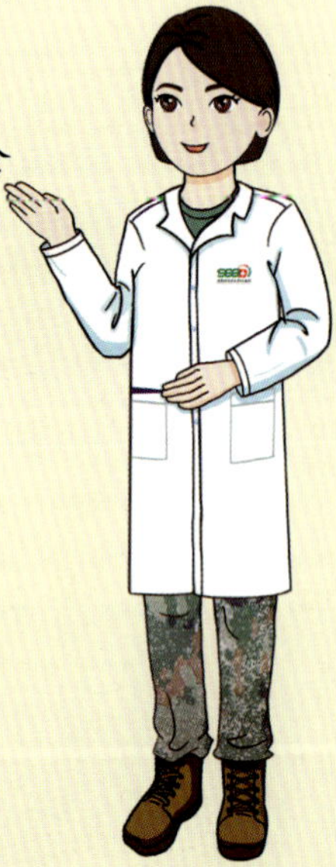

胃镜检查可以帮助明确反流造成的食管黏膜损伤情况：如反流性食管炎的轻重；Barrett 食管有无及分型。

还可以排除其他食管、胃病变等疾病。

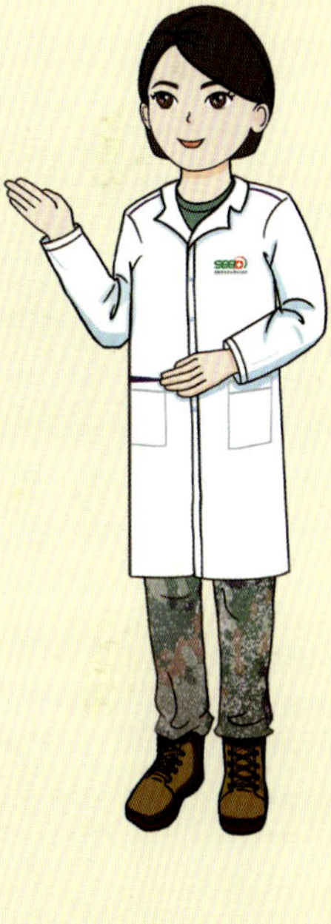

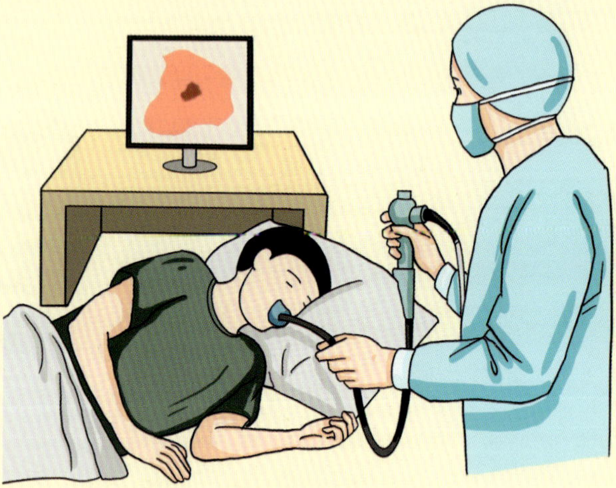

胃镜检查

食管 24 小时 pH 监测能较好地掌握食管反流时间、反流高度、反流位置。

食管高分辨率测压可监测食道括约肌的功能和其他表现。

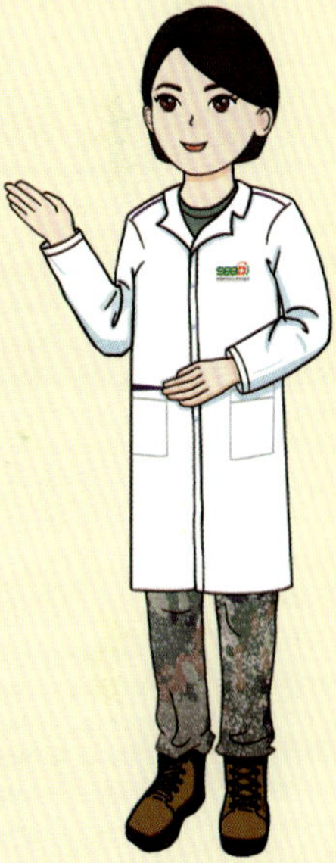

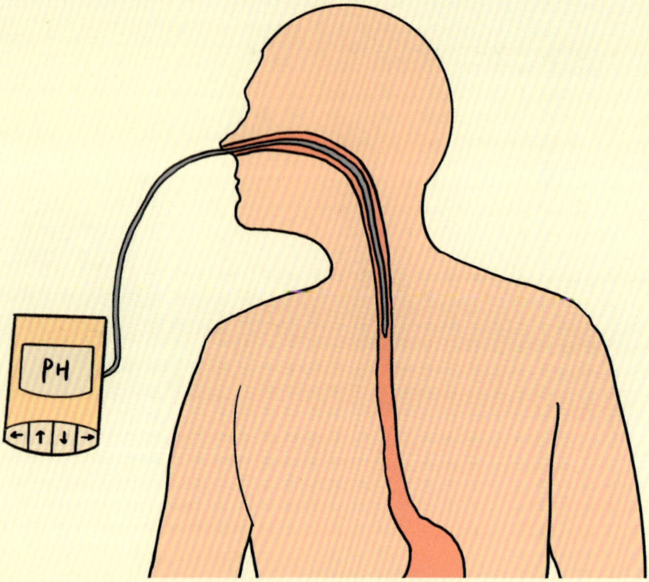

食管 24 小时 pH 监测

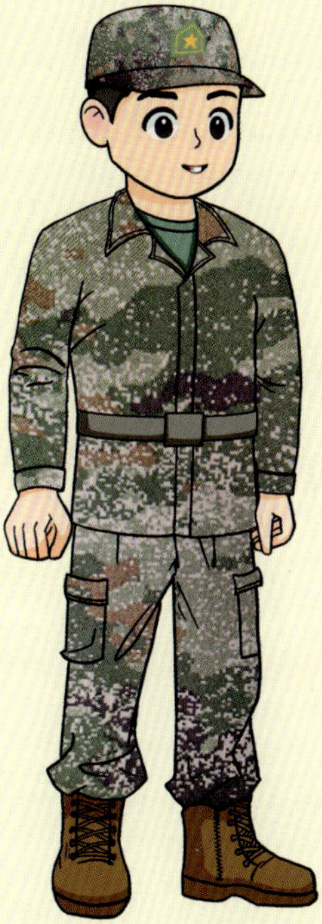

6 什么是 Barrett 食管?

Barrett 食管，是由慢性胃食管反流病引起的疾病，特征是食管远端的正常鳞状上皮被化生的柱状上皮取代。早在 1950 年英国心胸外科医生 Norman Barrett 首次报道，因此被命名。在胃镜下，可以看到鳞状上皮与柱状上皮交界线相对于胃食管结合部上移≥ 1cm。

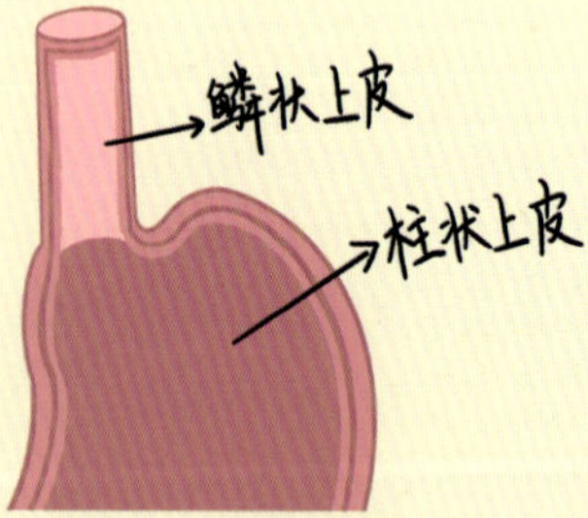

正常情况

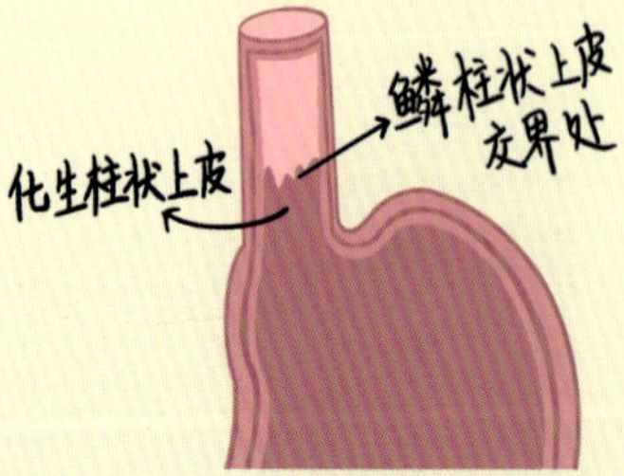

Barrett 食管

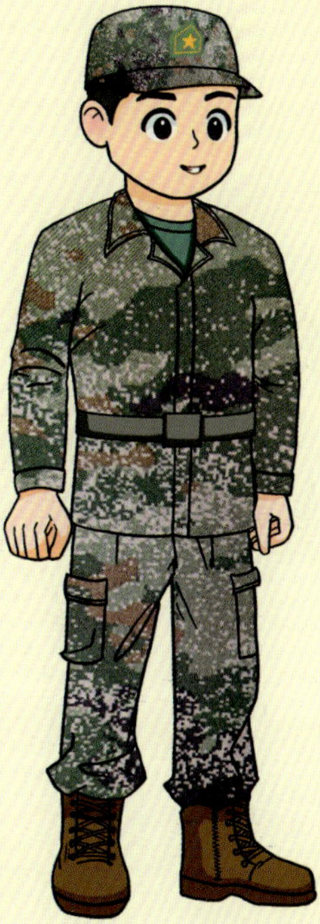

7 胃食管反流病的危害有哪些?

食管黏膜损害，造成食管狭窄、食管溃疡出血、Barrett 食管。

胃内容物反流至口、咽喉、耳、眼和肺部后，可发生耳聋、鼻炎、慢性咽喉炎、哮喘、肺炎等。

Barrett 食管作为胃食管反流病的重要并发症，有发展为食管腺癌的风险。可以在医生指导下，根据癌变的可能性和患者的耐受性，定期进行胃镜下监测随访。

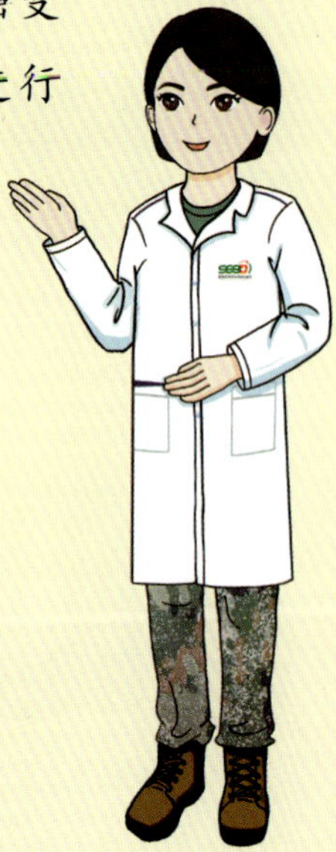

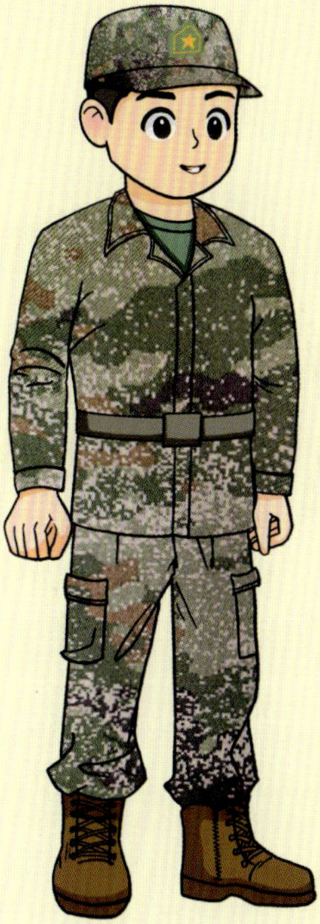

8 胆汁反流与胃食管反流是不是一回事?

有时候胃镜报告会显示胆汁反流。

胆汁反流和胃食管反流既有相同之处，又有不同之处。

二者虽然都存在反流，但胆汁反流是本该出现在十二指肠的胆汁，从十二指肠逆行至胃，甚至到食管和口腔。

胃食管反流指胃内容物逆行到食管，反流物既可能是胆汁又可能是胃酸。

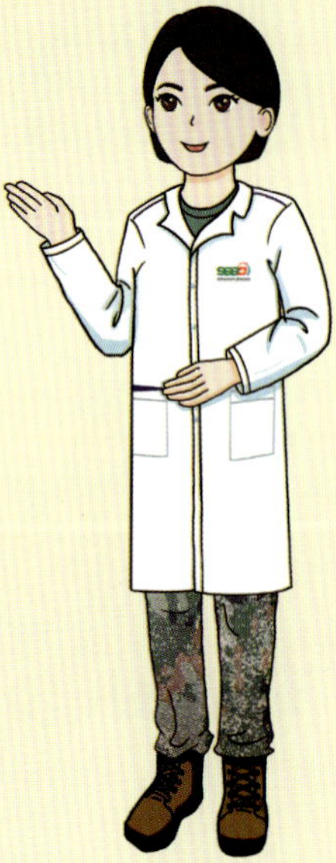

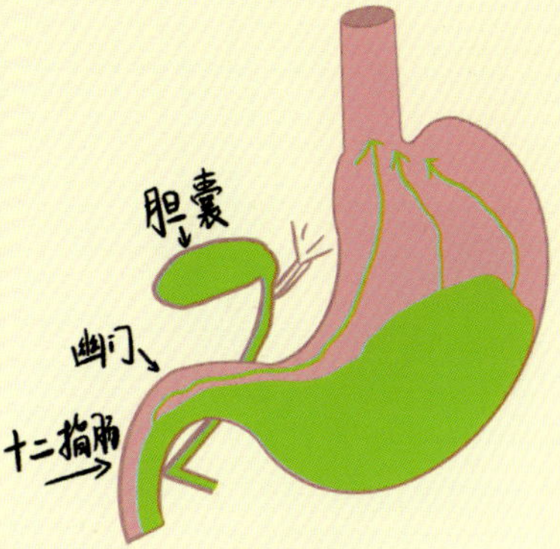

胆汁反流

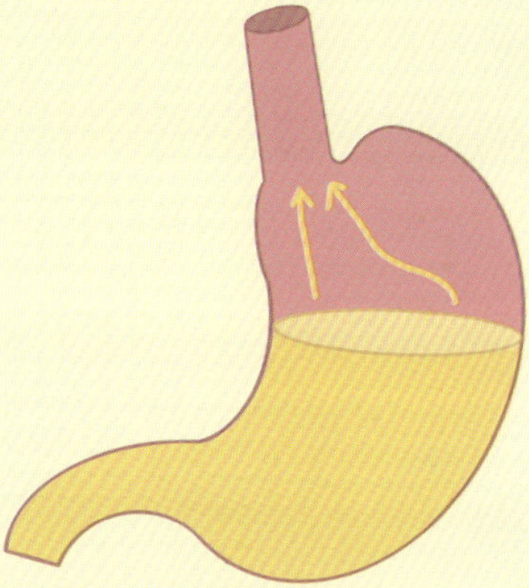

胃食管反流

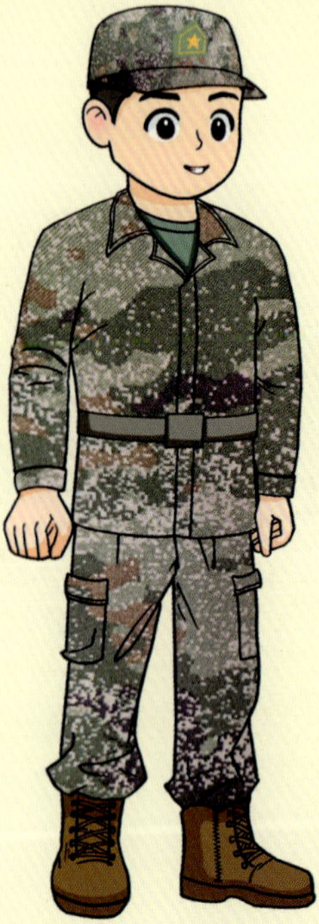

9 如何治疗胃食管反流病?

（1）一般治疗：改变生活方式，如控制体重、戒烟戒酒、规律饮食、抬高床头、避免睡前进食、避免食用可能诱发反流症状的食物。

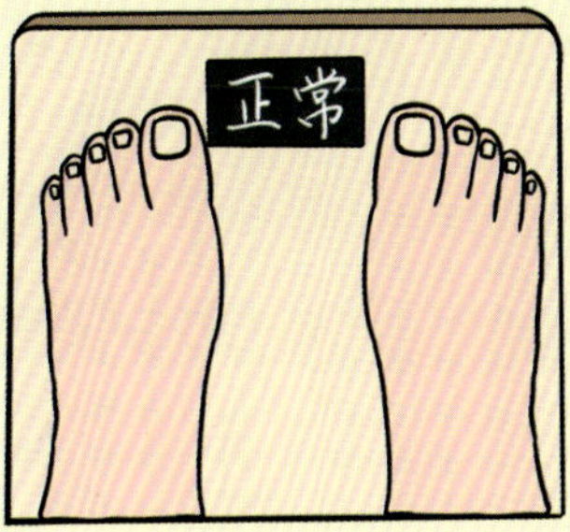

控制体重

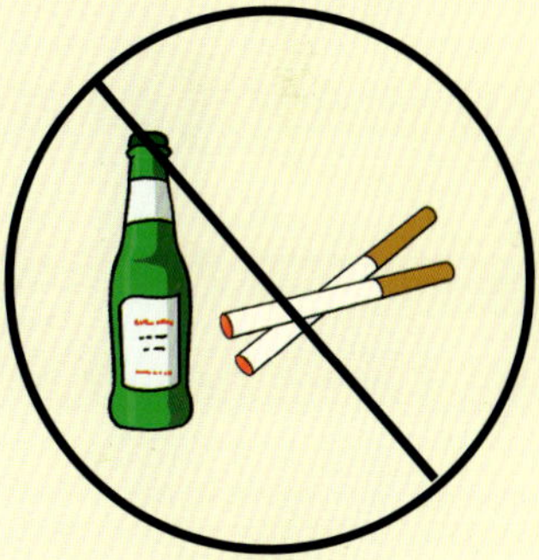

戒烟戒酒

（2）口服药物治疗：主要有抑酸剂（奥美拉唑等）、胃肠动力药（莫沙必利、多潘立酮等）和黏膜保护剂（铝碳酸镁等）。许多患者口服奥美拉唑自觉症状减轻，但其实并不能根治胃食管反流病，所以建议在医生的指导下进行用药。

（3）必要时可采用内镜治疗和手术治疗。

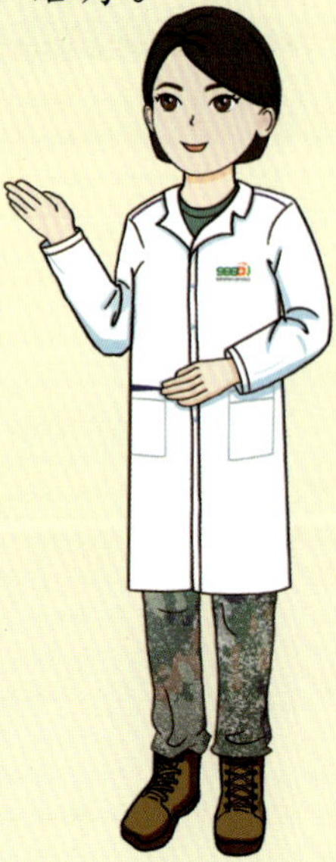

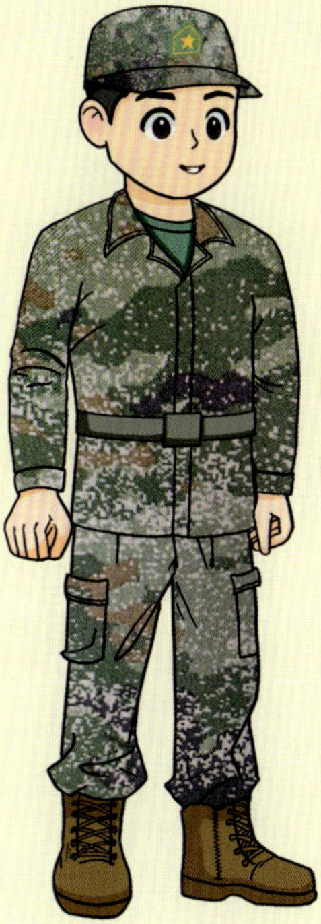

10 胃食管反流病的预后如何？

胃食管反流病是一个较易复发的消化系统慢性疾病，容易出现反流及烧心症状的反复，严重者影响正常生活，但若能改善生活习惯、饮食习惯并去除病因，行规律治疗后，一般预后良好。

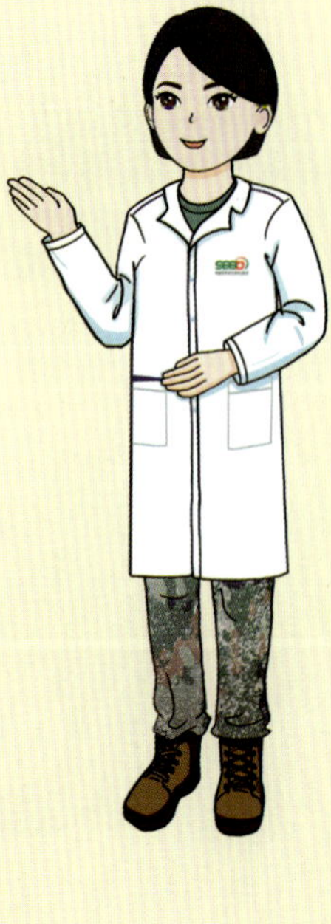

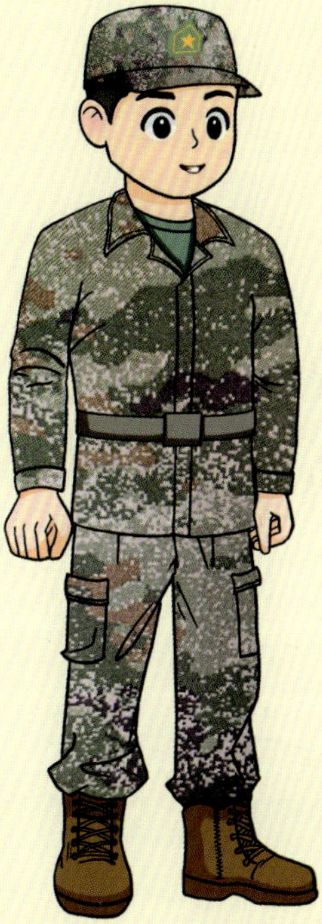

11 如何预防胃食管反流病？

（1）避免饮食过多、过快、过饱；避免睡前进食、餐后立即卧床等；戒烟及禁酒；避免刺激性饮食，如咖啡、浓茶、辛辣食物等。

（2）肥胖会使腹内压增加，诱发胃食管反流，鼓励肥胖患者减轻体重。

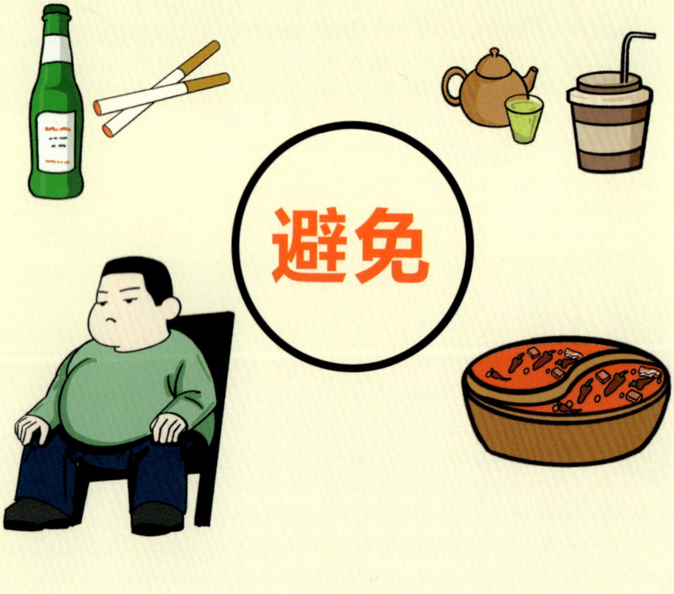

（3）积极治疗便秘、慢性咳嗽等可诱发腹压增加的疾病。

（4）白天进食后不宜立即卧床，为减少夜间反流，睡前 2 小时内不宜进食，睡时床头抬高 15 ～ 20 cm。

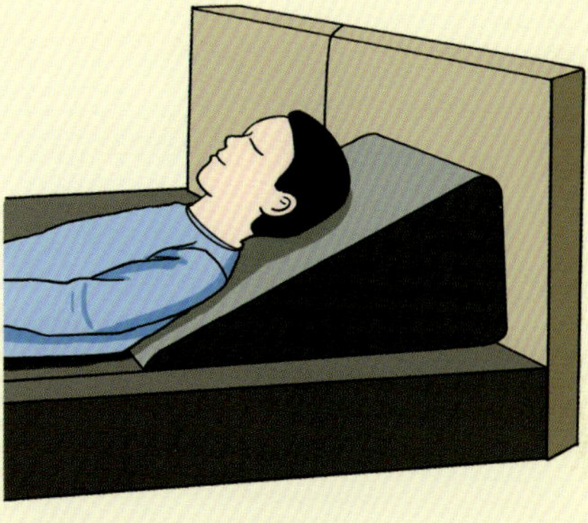

抬高床头

部队官兵常见消化系统疾病防治手册

总主审　卢忠生
总主编　黄　锦　岳　玮
美　编　常怡雯

便秘与痔疮

本册主编　边绪强

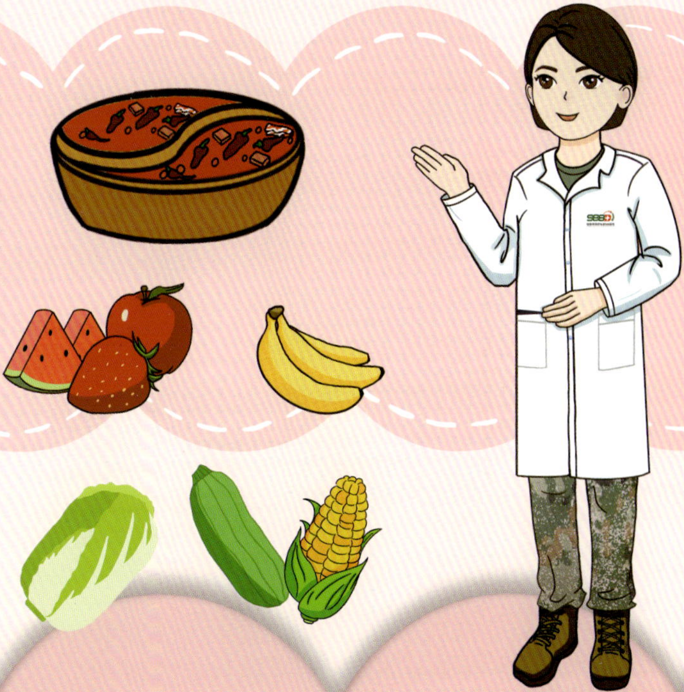

郑州大学出版社

图书在版编目(CIP)数据

部队官兵常见消化系统疾病防治手册. 便秘与痔疮 / 黄锦, 岳玮总主编 ; 边绪强主编. -- 郑州 : 郑州大学出版社, 2024. 9. -- ISBN 978-7-5773-0664-3

Ⅰ. R825.7-62

中国国家版本馆 CIP 数据核字第 20241P50V2 号

便秘与痔疮

BIANMI YU ZHICHUANG

策划编辑	张　霞	封面设计	常怡雯
责任编辑	张　霞　马锦秀	版式设计	常怡雯
责任校对	白晓晓	责任监制	李瑞卿

出版发行	郑州大学出版社(http://www.zzup.cn)
地　　址	郑州市大学路 40 号(450052)
出 版 人	卢纪富
发行电话	0371-66966070
经　　销	全国新华书店
印　　刷	河南瑞之光印刷股份有限公司
开　　本	787 mm×1 092 mm　1 / 32
本册印张	1.625
本册字数	31 千字
版　　次	2024 年 9 月第 1 版
印　　次	2024 年 9 月第 1 次印刷

书　　号	ISBN 978-7-5773-0664-3	总 定 价	96.00 元(全六册)

总主编简介

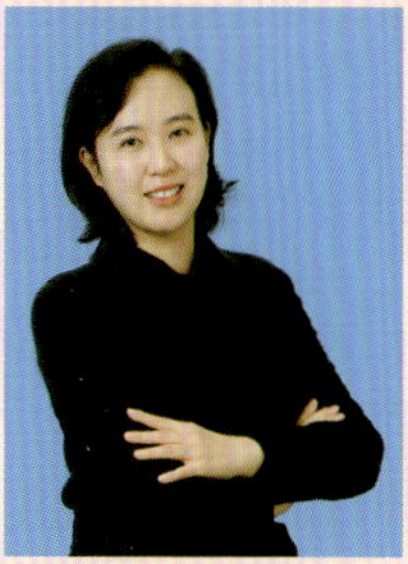

黄锦，医学博士，主任医师，硕士研究生导师，中国人民解放军联勤保障部队第九八八医院消化内科主任。河南省医学会激光医学分会副主任委员、消化病学分会常务委员。从事消化内科临床与研究工作20余年，擅长消化道肿瘤早期诊断和内镜下微创治疗，在消化系统疾病诊治方面经验丰富。主持多项国家级和军队科研课题。以第一完成人获军队科学技术进步奖二等奖，河南医学科技奖二等奖。发表论文20余篇。被表彰为全军学习成才先进个人和河南省优秀医师，当选河南省第十三届、第十四届人民代表大会代表。

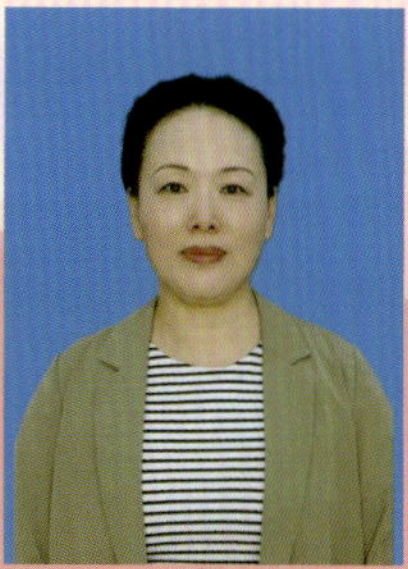

岳玮，医学硕士，副主任医师，硕士研究生导师，中国人民解放军联勤保障部队第九八八医院全科医学科副主任。中国老年学和老年医学学会委员，河南省医学会老年医学分会常务委员、科研管理学分会副主任委员，长期研究老年病学，科研教学工作经验丰富。承担河南省自然科学基金等省级项目2项，先后参与国家自然科学基金项目、军队重点项目14项。获得国家、军队和省级科学技术奖项20余项。发表论文80余篇，发明专利2项，软著1项。

本册主编简介

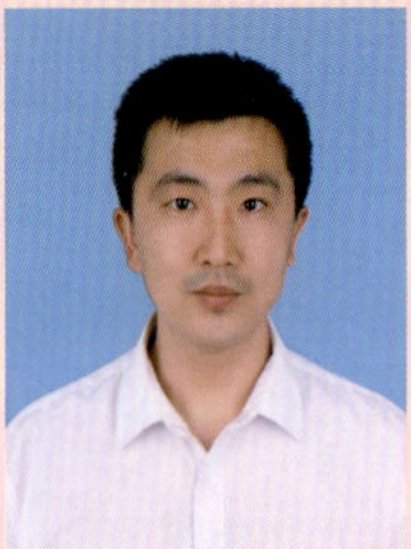

边绪强，医学硕士，中国人民解放军联勤保障部队第九八八医院消化内科主治医师。长期从事消化系统疾病的临床工作，擅长消化道早期肿瘤内镜下诊断与治疗，以及幽门螺杆菌感染、功能性胃肠病、梗阻性黄疸的诊治，具有比较丰富的内镜黏膜下剥离术、内痔套扎治疗等手术经验。以主要完成人获军队科学技术二等奖1项、河南医学科技奖二等奖1项，参研多项课题。

序　言

消化系统疾病在日常生活中常见且高发，从诸多的功能性症状到严重的炎症溃疡、肝硬化、出血甚至消化系肿瘤等，不仅影响患者的工作和生活质量，对人类的健康也构成很大威胁。随着经济发展、工作生活节奏加快，人们的生活方式发生很大变化，消化系统疾病的环境致病因素呈多样化，导致该方面疾病的防治任务也更加严峻。科普是疾病预防、早诊、早治、规范防治的重要环节，是遏制疾病增长的重要手段。因此，在部队开展消化系统疾病普及教育常见病的防治知识，对于保障广大官兵健康，提高战斗力意义重大。

本套书的作者在军队医院从事消化内科工作多年，一线临床经验丰富，熟悉基层官兵工作和生活条件及常见消化疾病。他们选取亲自诊治的典型病例，运用简明易懂的语言，配以形象的图画，阐明了军队消化系统常见病的概念、症状、发病机制、传播途径、疾病危害、预防方法及诊治手段，将知

识性和趣味性有机结合，帮助读者掌握消化系统疾病的基本知识和防治方法，期望本套科普读物能为读者防治消化系统疾病发挥有益作用。

主任医师 教授
中国人民解放军总医院
消化内科　　微生态科

前言

军队承担着作战及其他危难险重任务，突发性、快节奏、严要求是军人生活的常态，部队官兵时刻面临着各种挑战与考验。特殊的环境、高强度的训练、紧张的作息、不规律的饮食等，都可能引起消化系统疾病，进而影响到官兵的身体健康和部队战斗力。

有鉴于此，我们编写了这套《部队官兵常见消化系统疾病防治手册》。本套书分为六个分册，内容包括《幽门螺杆菌感染》《急性胃肠炎》《消化性溃疡》《胃食管反流病》《肠易激综合征》《便秘与痔疮》。作者都是在军队医院工作的一线临床医师，大家结合自己的亲身经历，运用临床实践经验，列举具体病例，采取图文结合、一问一答的形式，通俗易懂地介绍了部队常见消化系统疾病防治知识。

希望这套手册能够成为部队广大官兵的健康助手，有助于大家进一步增强健康意识，有效预

防消化系统疾病，以更加昂扬的斗志和强健的体魄，投入部队的各项任务中去。

黄锦

2024年7月　郑州

目　录

便秘与痔疮 16 问

病 例

班长老郑，长期便秘，排便费劲不说，常常三五天还不去蹲一次厕所。3 年前偶然发现肛周出现一个疙瘩，大便后常能摸到，摸起来比较软，可以收缩回去，没有肛周疼痛、便血、黑便、乏力等症状，所以一直也没有在意。近 2 周出现间断性便血，表现为便后带鲜血，血液与粪便不相混合，进食辛辣刺激性食物后出血量较大，伴有肛门不适，自觉肛周潮湿不洁，有时候还出现瘙痒。

他担心会出什么问题，赶紧去找医生求助，医生仔细询问病史并查体后，怀疑是便秘合并痔疮，但是还要进一步明确，让他去上级医院进一步确诊。这是怎么一回事呢？我们一起来学习吧！

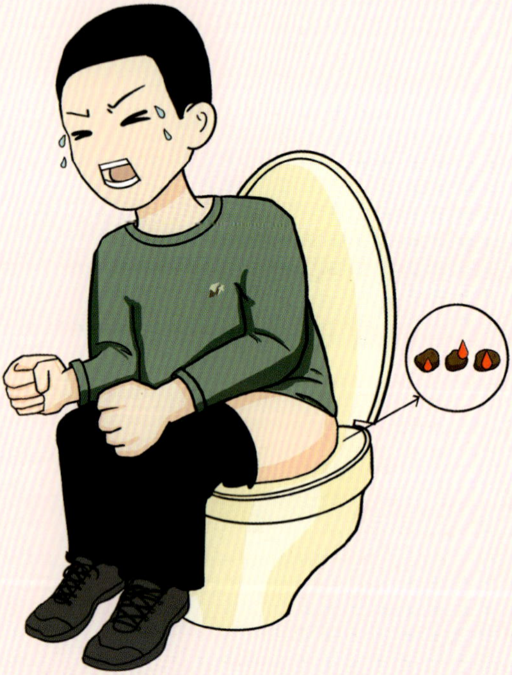

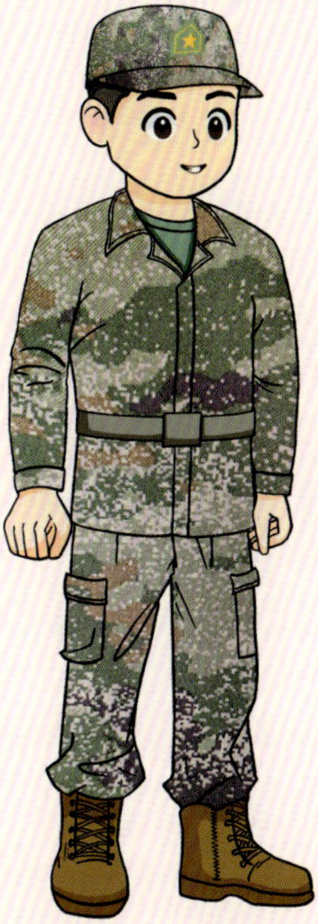

1 什么是便秘?

便秘是指排便次数减少，同时排便困难、粪便干结。

医生常以每周排便次数评价，（如<3次/周），患者常通过症状描述（如排便费力，硬便等）。

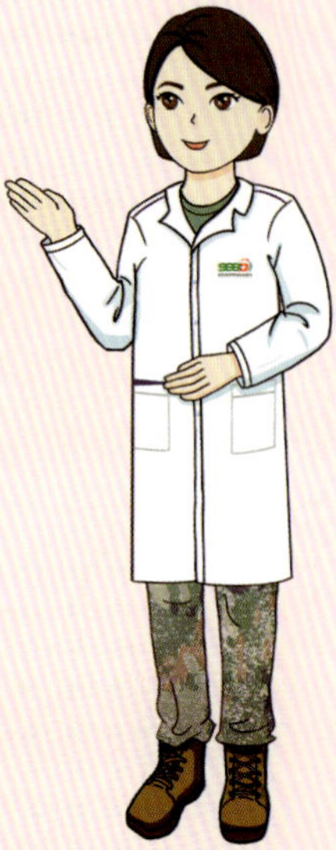

排便频率异常　　排便困难征候群　　粪便质量异常

↓

慢性便秘：采用罗马Ⅳ标准，在排除器质性疾病导致的便秘后，诊断前症状至少出现6个月

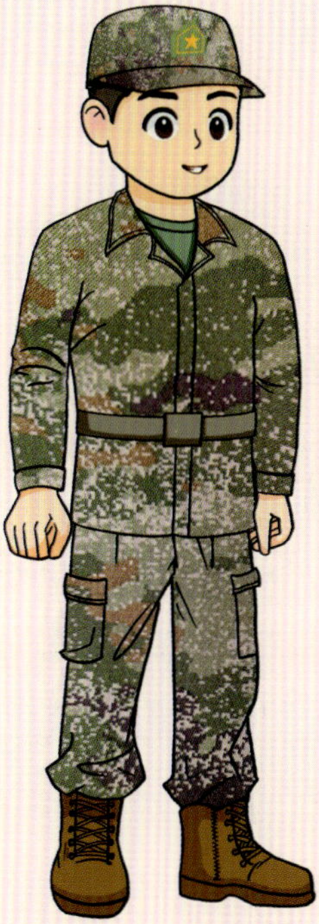

2 大便如何分类?

最常用的是布里斯托大便分类法（Bristol）

类型	描述	图示
1	分散的硬块，似坚果	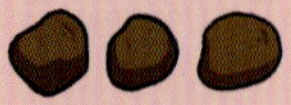
2	腊肠状，但成块	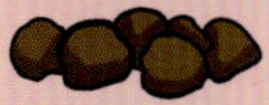
3	腊肠状，表面有裂缝	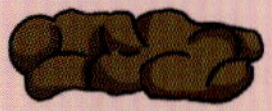
4	似腊肠，光滑柔软	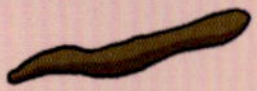
5	软团，边缘清楚	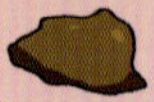
6	绒状物，边缘不清，糊状便	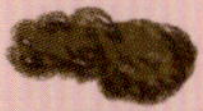
7	水样便，无固状物	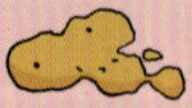

类型 1 和 2 表示有便秘。

类型 3 和 4 是理想的便形，尤其类型 4 是最容易排便的形状。

类型 5 至 7 则代表可能有腹泻。

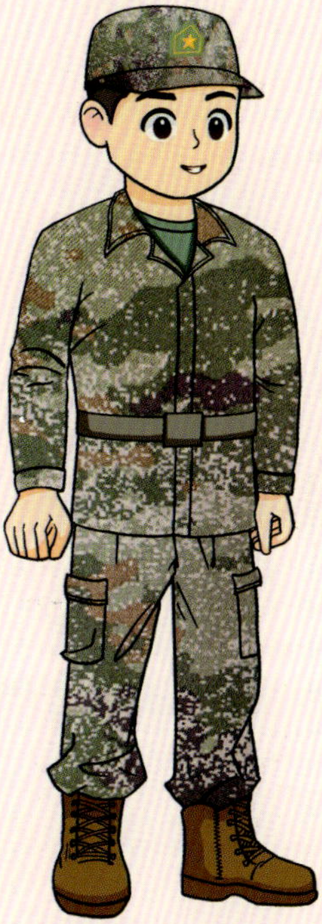

3 便秘的病因都有哪些？

便秘的常见病因

（1）生活方式：纤维、液体摄入不足。

（2）外科手术史：腹部、盆腔手术，结肠、肛门直肠手术。

（3）心理因素：抑郁症、饮食紊乱。

（4）全身性因素：怀孕、淀粉样变性、硬皮病、皮肌炎。

便秘的其他病因

（1）消化道：结肠肿瘤、缺血、肠扭转、巨结肠、肠憩室病、肛门直肠脱垂、脱肛、狭窄。

（2）神经系统：帕金森病、多发性硬化、自主性神经障碍、脊髓损伤、脑血管疾病、神经节细胞缺失症。

（3）代谢/内分泌：高钙血症、甲状旁腺功能亢进症、糖尿病、甲状腺功能减退症、低钾血症、尿毒症、艾迪生病、卟啉病。

（4）长期服药副作用：如镇静剂、抗抑郁药、抗胆碱能药、抗精神病药、抑酸剂、钙离子通道阻滞剂等，常见的有地西泮、芬太尼、可待因、阿米替林、氯氮平、山莨菪碱、铝碳酸镁咀嚼片、硝苯地平等。

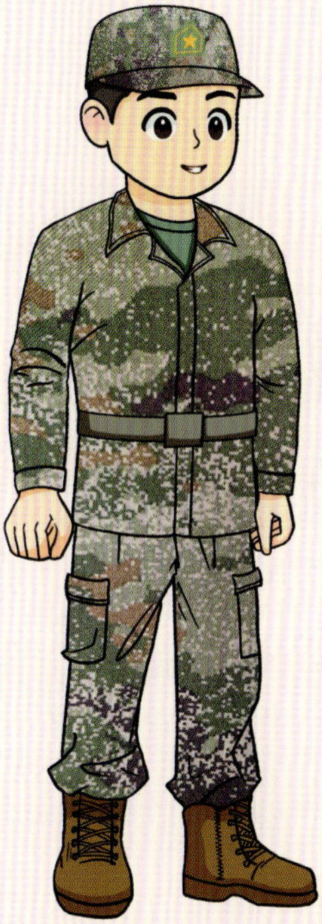

4 便秘如何分类?

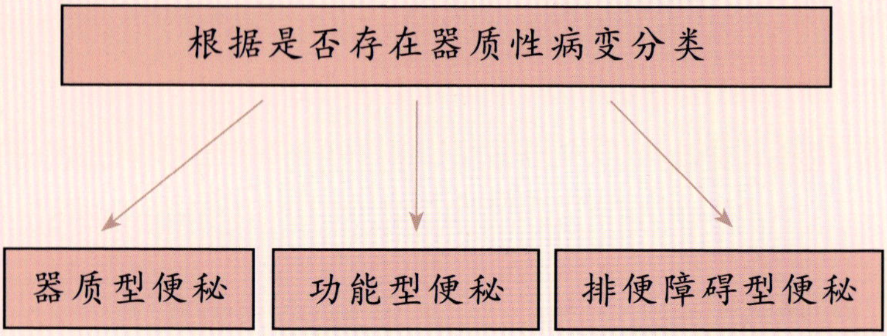
根据是否存在器质性病变分类
器质型便秘
功能型便秘
排便障碍型便秘

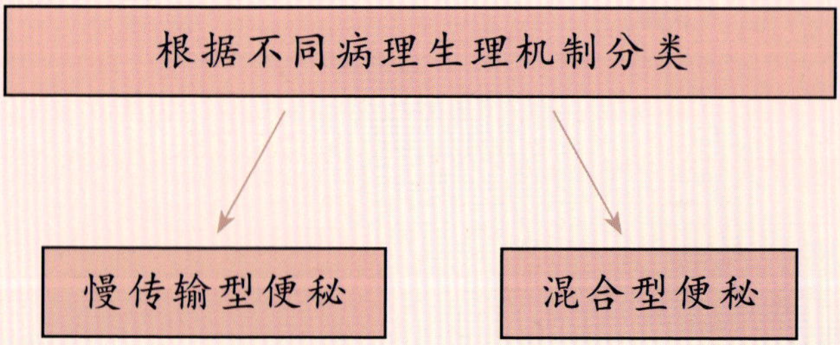
根据不同病理生理机制分类
慢传输型便秘
混合型便秘

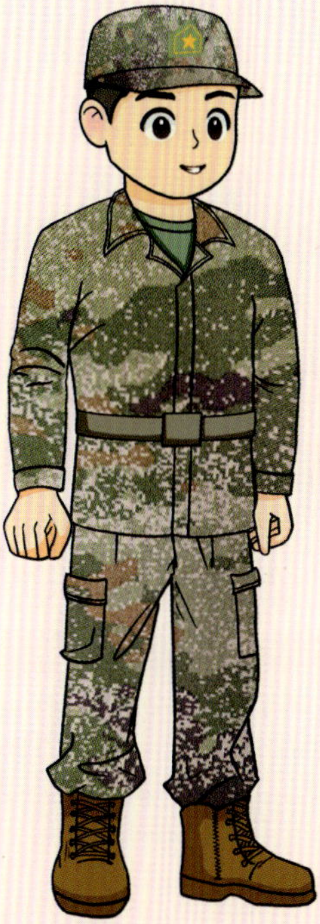

5 便秘需要做什么检查?

（1）医生一般会详细采集病史并进行体格检查，腹部查体和直肠指检是十分必要的。

（2）医生会根据情况可能开具血常规、生化、粪便隐血试验。

（3）必要时行腹部立位平片、腹部CT。

（4）有时候还需要完善消化道钡餐、电子结肠镜检查。

（5）其他检查需要专业医生鉴别诊断分析后开具。

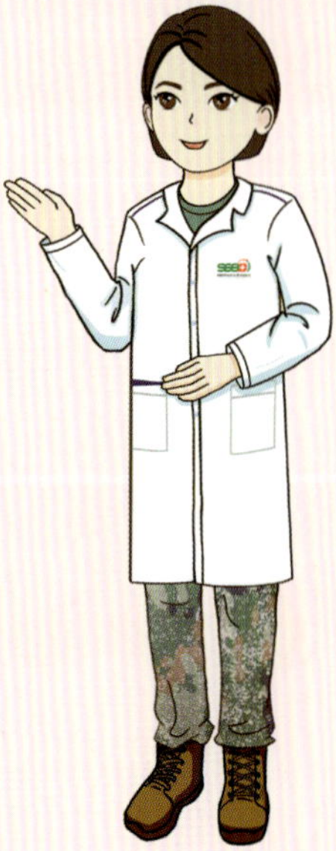

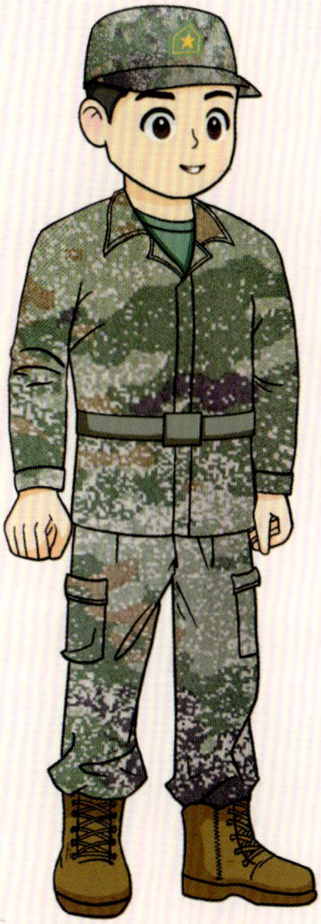

6 便秘的治疗目标和原则是什么?

便秘的治疗目标：缓解症状，恢复肠道正常动力和排便生理功能。

便秘的治疗原则：需以个体化综合治疗为主。

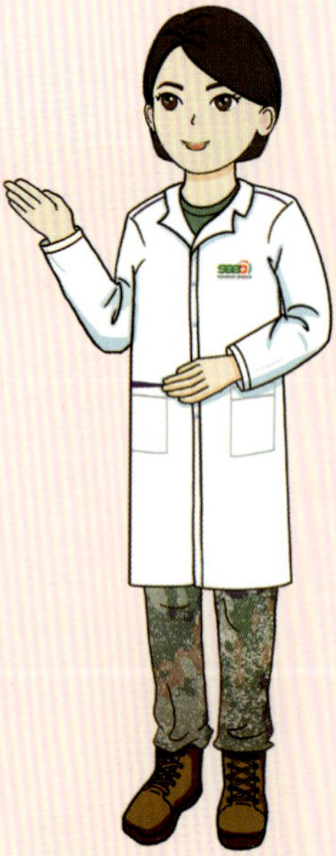

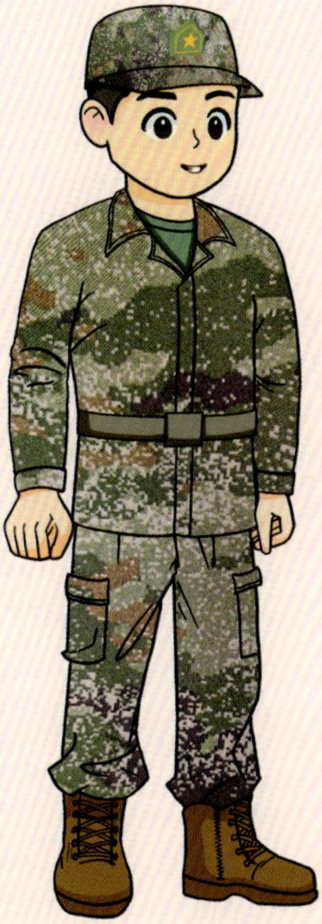

7 便秘的常见治疗方法有哪些?

因为便秘很常见，大家一般会选择服用“泻药”治疗，但是如何选择泻药，还是要咨询专业医生的意见，切莫偏听偏信、盲目用药！

根据作用机制不同，泻药有以下几种类型。

（1）容积性泻药：常见的有麦麸、甲基纤维素、欧车前、聚卡波非。

（2）渗透性泻药：常见的有硫酸镁、乳果糖、聚乙二醇。

（3）刺激性泻药：常见的有番泻叶、大黄、芦荟、比沙可啶、酚酞。

（4）润滑性泻药：常见的有液状石蜡、甘油。

其实不止是泻药可以治疗便秘，还有其他很多药物可以用来选择，我们来看看都有哪些吧！

（1）促动力药：常见的有枸橼酸莫沙必利、盐酸伊托必利。

（2）微生物制剂：常见的有枯草杆菌、双歧杆菌、乳酸菌、酪酸梭菌制剂。

（3）促分泌药：常见的有利那洛肽。

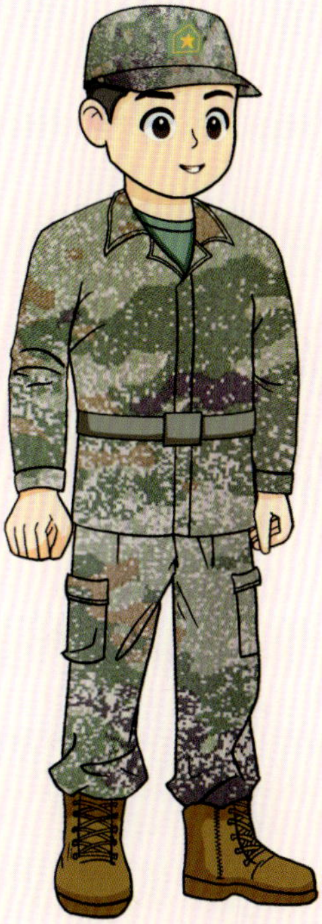

8 日常生活中如何有效预防便秘？

（1）采用合理的饮食结构，多食蔬菜、水果，增加膳食纤维的摄入，多饮水，忌烟酒和辛辣食物。

（2）注重心理健康，适时心理疏导，缓解紧张与压力。

（3）养成定时排便的习惯，以建立直肠的排便反射，尤以早餐后为宜，增加腹压以助排便。

（4）同时进行适当有规律的运动。

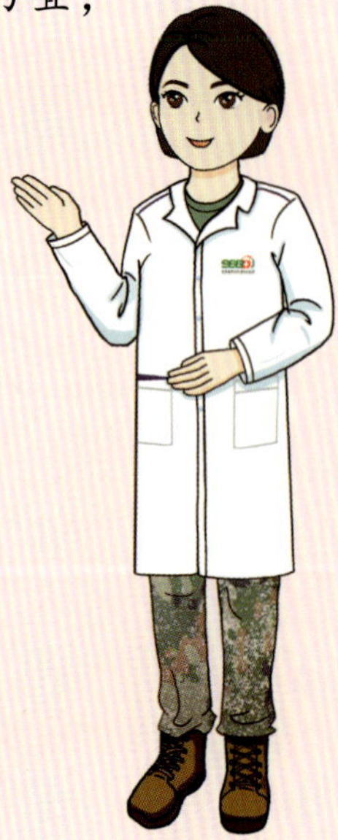

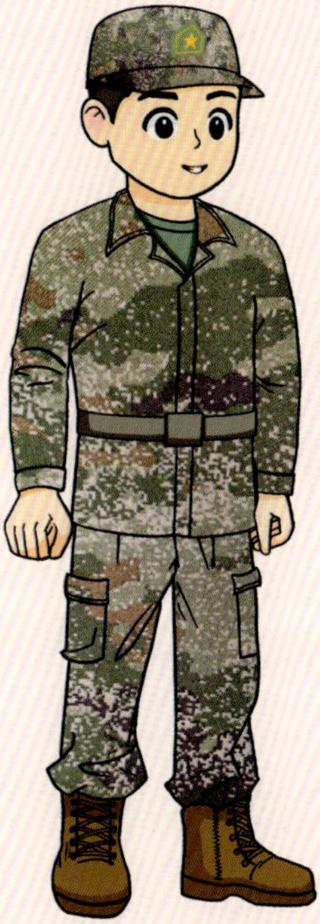

9 为什么有些泻药吃不得？

部分人群长期使用含蒽醌甙类成分的药改善便秘，但这些药物可促进肠道上皮细胞死亡，死亡的细胞被巨噬细胞吞噬后转化成脂褐素等色素，沉积在肠黏膜内并使其呈现黑色花斑，导致结肠黑变病。

含有蒽醌甙类成分的泻药，常见的有大黄、番泻叶、芦荟、决明子等，以及以此为主要成份的中成药，如牛黄解毒片、通便灵、复方芦荟胶囊、枳实导滞丸、新清宁片、胆宁片、麻仁润肠丸、六味安消胶囊等。

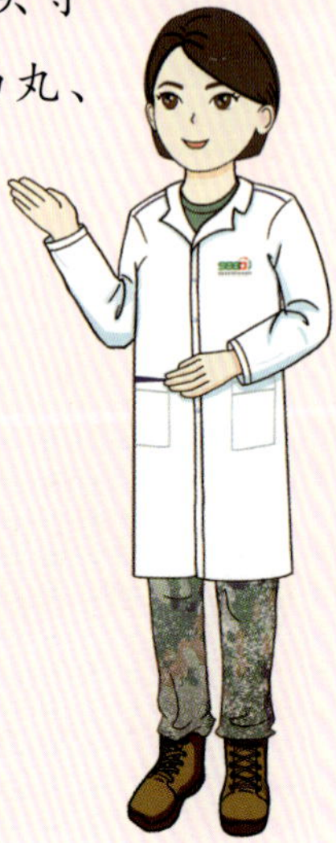

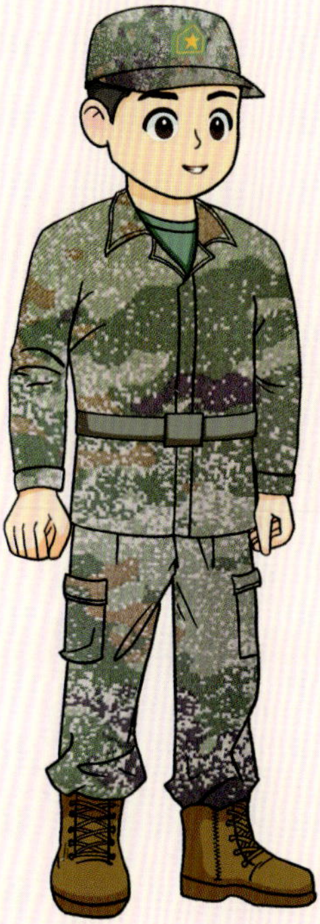

10 便秘有“特效药”吗？

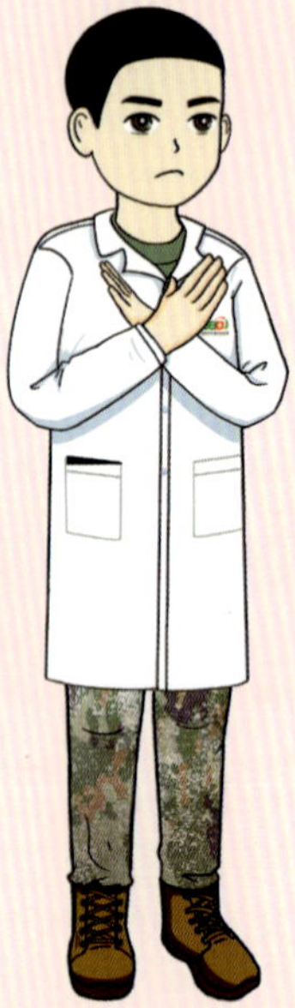

便秘并没有特效药，如果有什么秘诀的话，那应该是“自律”。我们日常生活中最常见的还是功能性便秘，其形成的原因与精神失调、食少或偏食、食物中缺乏纤维素或维生素、忽视及时排便、懒于活动及运动、长期依靠泻药排便等有关。因此便秘重在预防，主要靠自我调节，按科学、卫生方法纠正不良习惯。

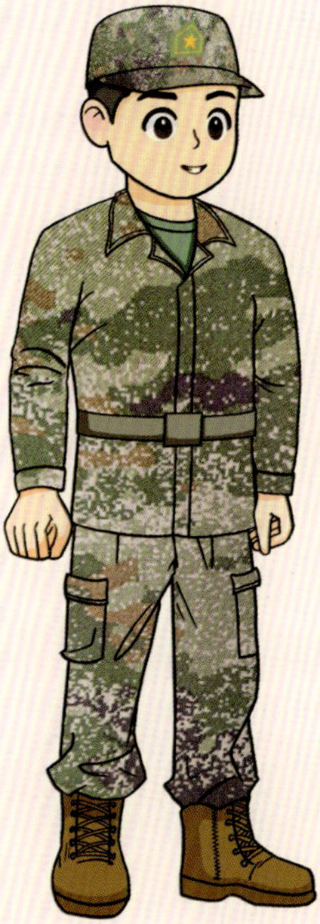

11 觉得自己没有痔疮，为什么医生说我可能得了痔疮？

痔疮的诱因在人们日常生活中非常普遍！

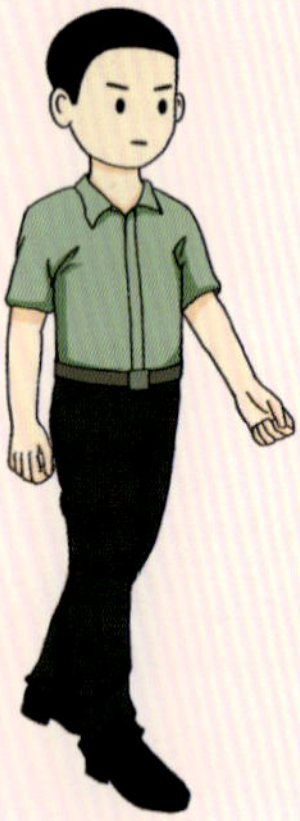

直立行走

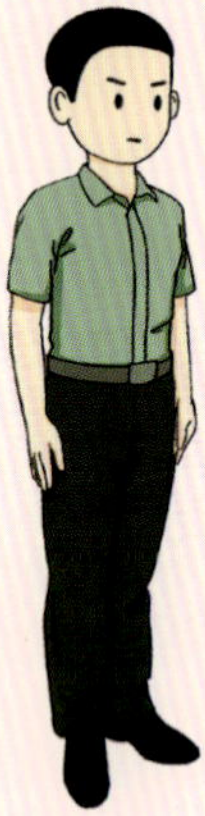

久站

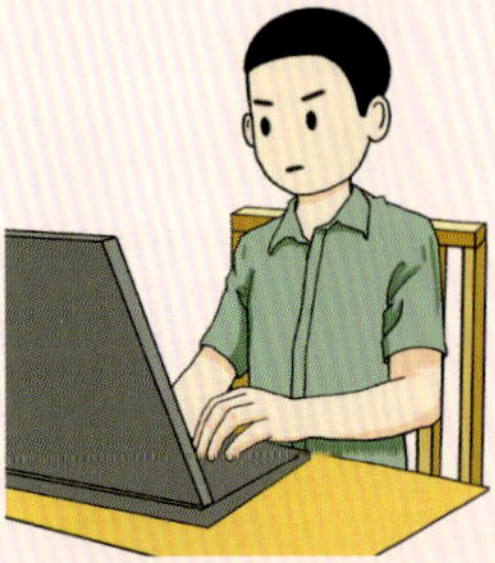

久坐

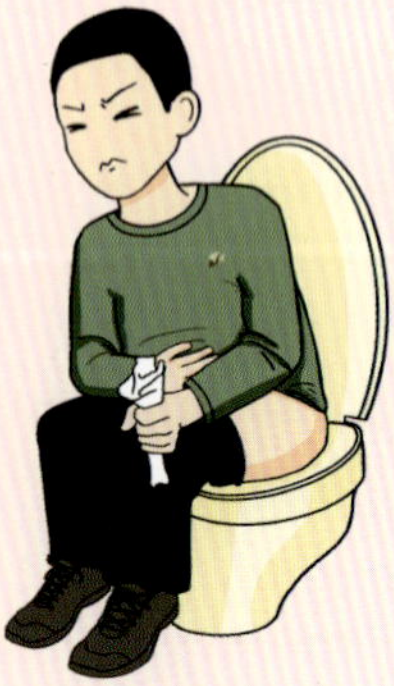

腹泻

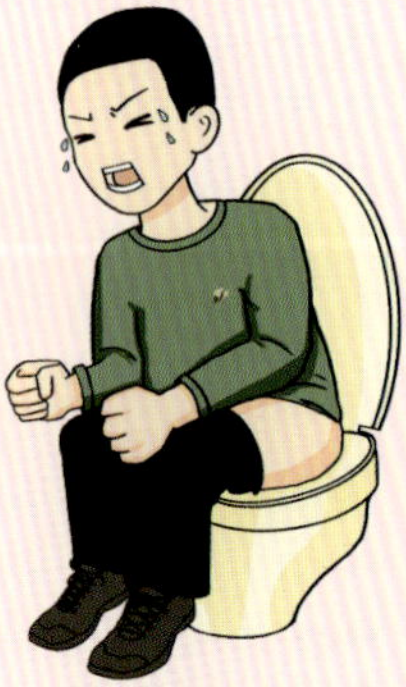

便秘

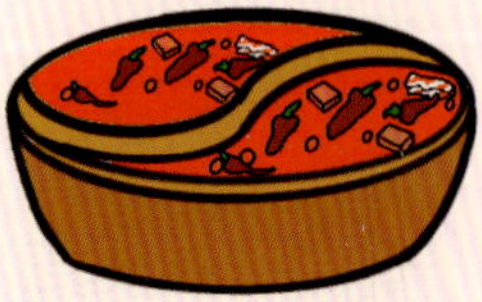

饮食辛辣

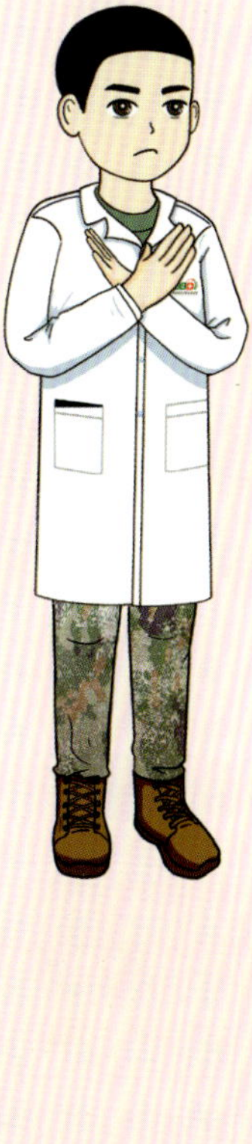

其实大约 40% 的痔疮是没有症状的，可以理解为痔疮早期往往没有症状。随着疾病的逐渐进展和诱发因素的不断刺激，痔疮患者常表现为便血、肛门肿胀、脱垂、疼痛、瘙痒等肛门不适。

据有关资料显示，我国直肠肛门疾病的发病率高达59.1%，其中痔疮占比高达87%，在任何年龄均可发病，而且随着年龄的增长，发病率也在增加，所以有“十人九痔”之说。

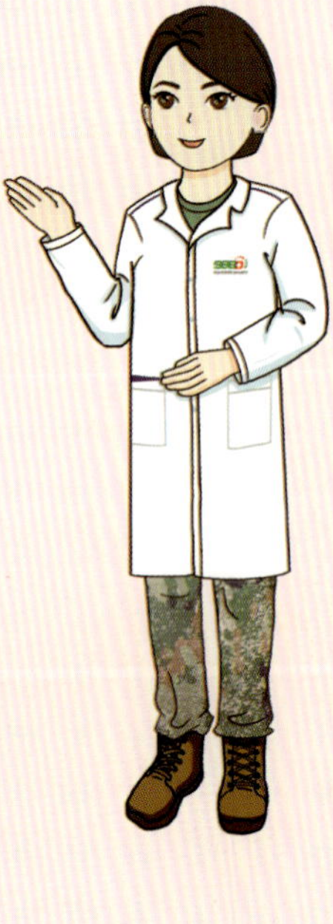

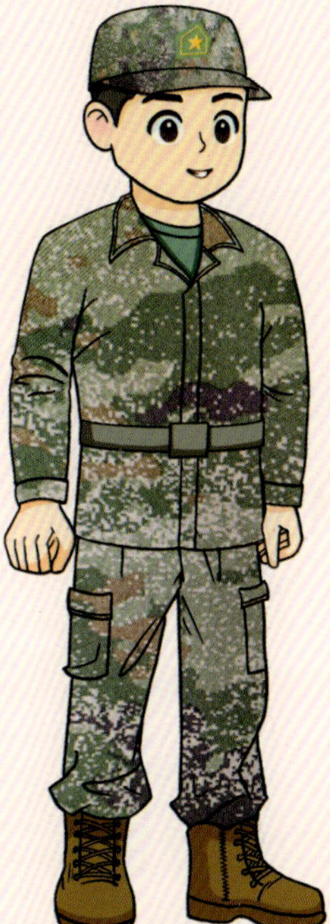

12 痔疮如何分类?

医学上分为三种：内痔、外痔、混合痔。根据不同的部位及变化，还有更细的分法，如环状痔、环状混合痔。

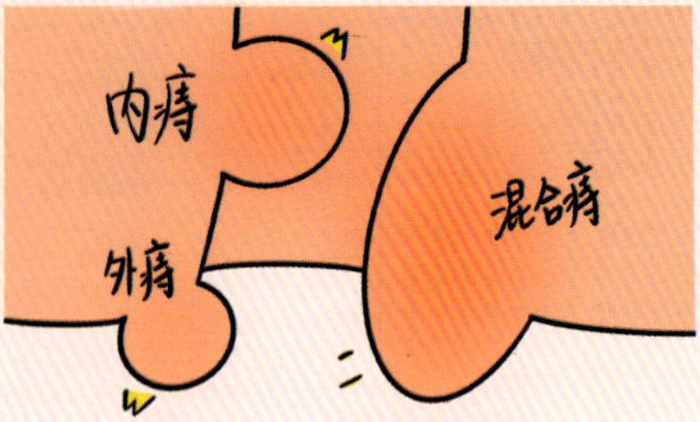

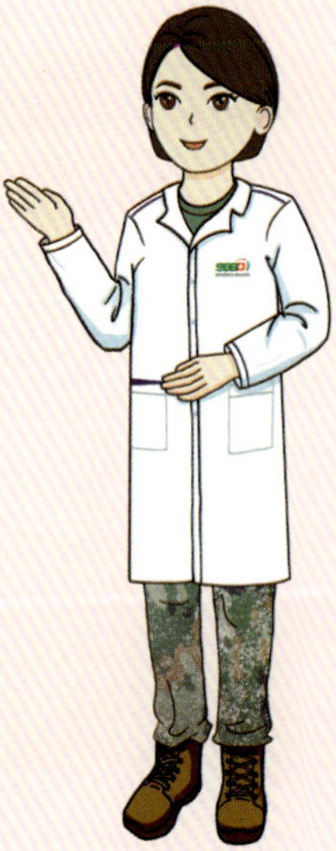

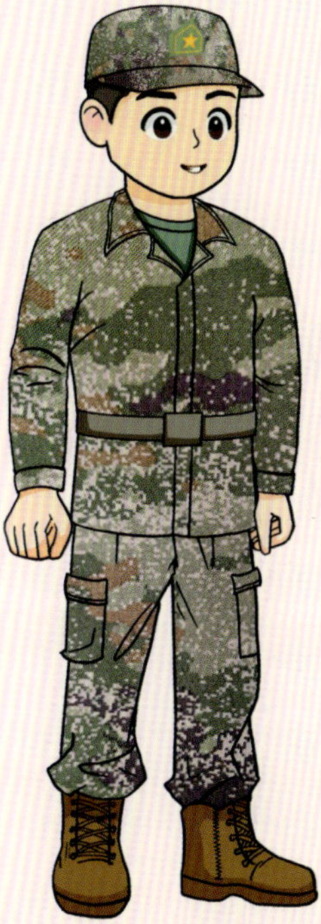

13 痔疮需要如何治疗？

（1）没有症状的痔疮不需要药物或者手术治疗，建议注意改善生活习惯。

（2）有症状的痔疮的治疗目的在于减轻、消除症状，并非予以根治。

（3）痔疮的治疗方法以保守治疗为主，绞窄性痔、嵌顿性痔发生坏死时，Ⅱ度以上内痔，混合痔可考虑手术治疗。

内痔的 Goligher 分类

分度	描述
Ⅰ度	明显的血管充血，但不脱垂
Ⅱ度	痔在用力时从肛门脱垂，但可自行还纳
Ⅲ度	痔在用力时从肛门脱垂，不能自行还纳，需要人工还纳
Ⅳ度	痔持续脱垂，不能复位，出现慢性炎症改变，黏膜萎缩溃疡易见

痔疮的一般治疗：

（1）改善生活方式、饮食习惯：保持大便通畅，养成良好的排便习惯，对于痔疮的防治有着极其重要的作用。

（2）中药坐浴、熏洗：将中药煎汤后，使其蒸腾的药气熏灼患处，再用中药汤剂淋洗或浸泡患处，以达到疏通腠理、通畅气血、软坚消肿、止痛止血、除湿收敛的作用。

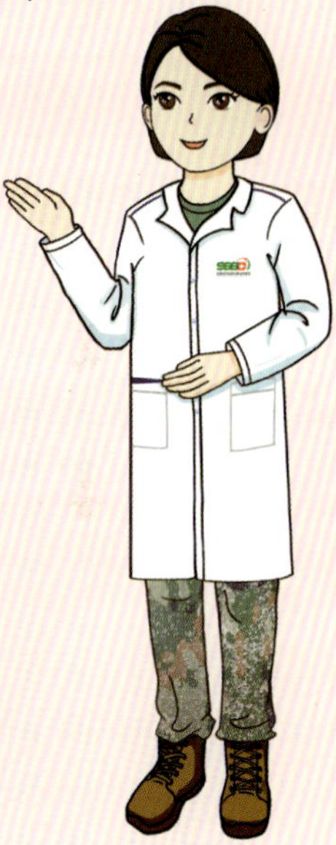

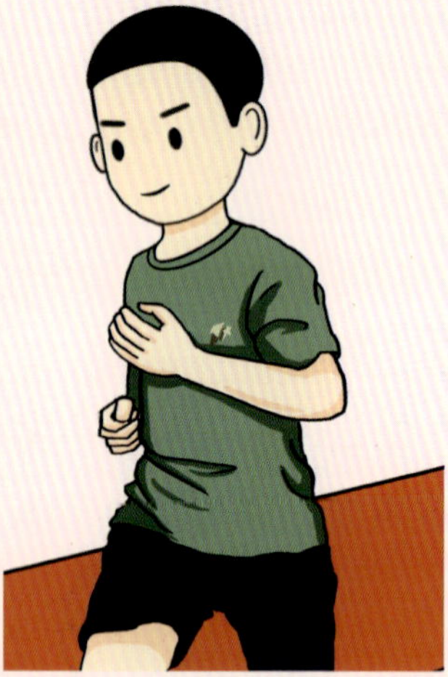

改善生活方式

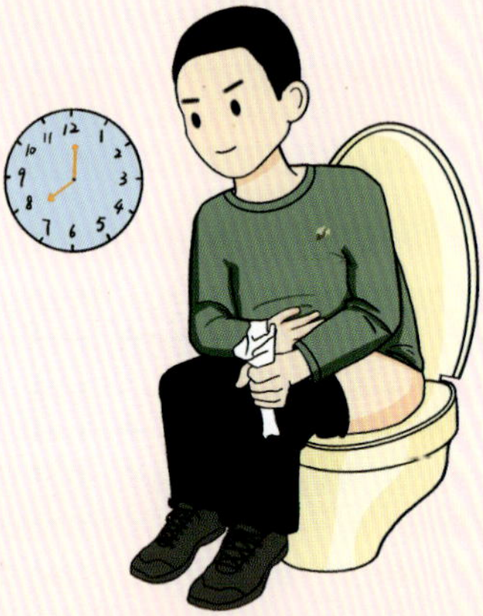

养成良好的排便习惯

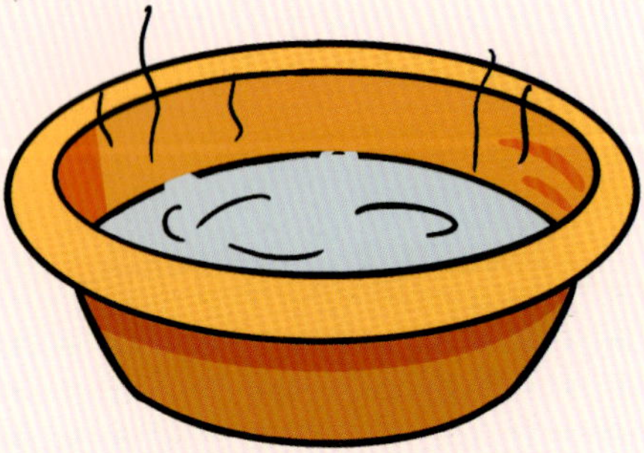

中药坐浴、熏洗

痔疮的药物保守治疗：

缓泻剂	番泻叶、石蜡油、乳果糖等
静脉活性药物	柑橘黄酮片、地奥司明等
镇痛药物	主要为非甾体类抗炎药物，临床上一般将其用于痔疮患者的术后镇痛
局部外用药物	栓剂、软膏和洗剂，国内常见的有马应龙痔疮膏、复方角菜酸酯制剂
传统中药	常用的中药有地榆、地黄、槐角、当归、黄芩、侧柏叶等

痔疮的其他治疗：

（1）磁疗。

（2）红外线凝固疗法。

（3）内镜治疗。

（4）外科手术治疗。

上述治疗方式需要根据医生的建议，采取合适的治疗方式。值得注意的是，随着内镜微创技术的发展，内痔的内镜微创治疗越来越受到医师和患者的欢迎。

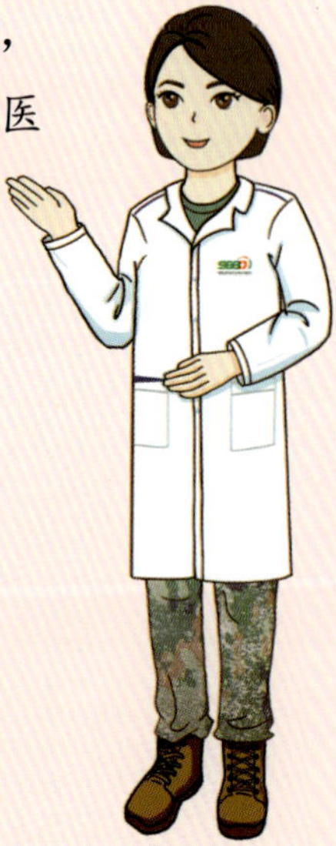

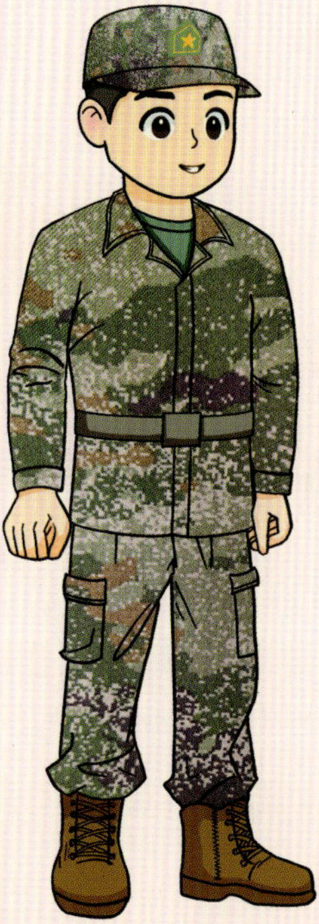

14 大便带血就一定是痔疮吗?

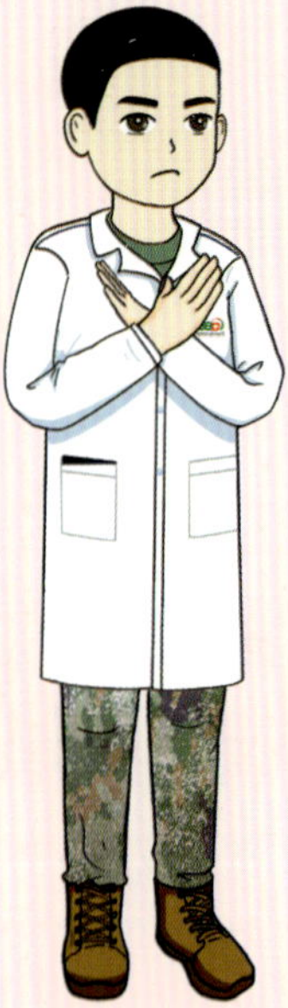

许多肛肠疾病都可出现肛门肿物脱出、便血，如肛乳头肥大、直肠脱垂、息肉、肛裂、直肠癌、直肠溃疡等。

虽然目前互联网、自媒体、短视频科普内容的推送越来越普遍，但如果怀疑自己患有痔疮，也不应该盲目判断、偏听偏信，一定要前往正规医院就诊，接受医师的全面问诊、查体及相关辅助检查，如肛门指检、粪便隐血试验和结肠镜检查，避免误诊漏诊的发生。

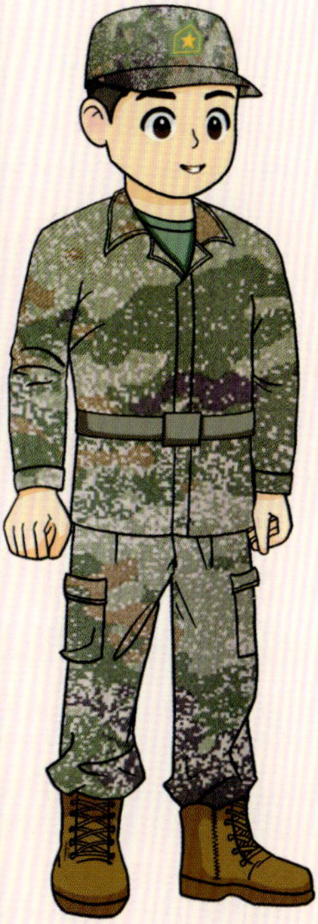

15 痔疮在日常生活中如何注意和预防?

注意！

六根“清尽”

（1）不要久坐、久站、久行，纠正不良姿势。

（2）不要过多地食入辣椒、烈酒、槟榔等刺激性食物，少吃热性的水果。

（3）不要久忍大便、蹲厕时间过长或过分用力等。

（4）不要用不清洁或粗糙的手纸、废纸擦拭肛门。

（5）不要讳疾忌医，谈“痔”色变。

（6）不要忽略“故事”（原发疾病）、“孕事”（孕期保健）。

预防！

四大皆“控”

（1）口——饮食清淡，多蔬果，少煎炸烤，远离烟酒。

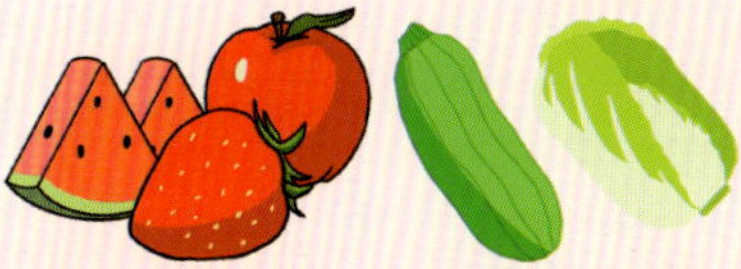

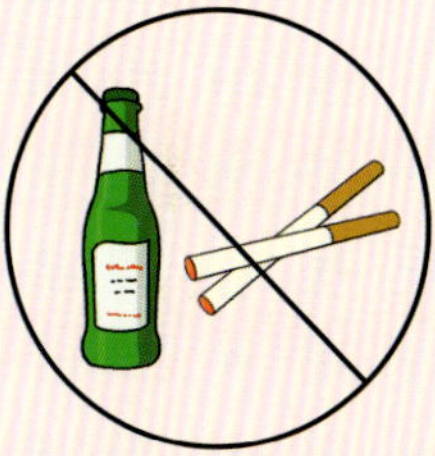

（2）心——情绪乐观，心态平和。

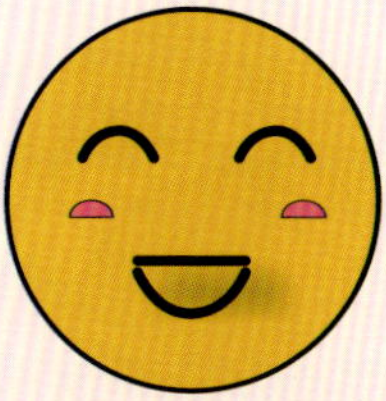

（3）肠——规律排便，畅排大便，局部卫生。

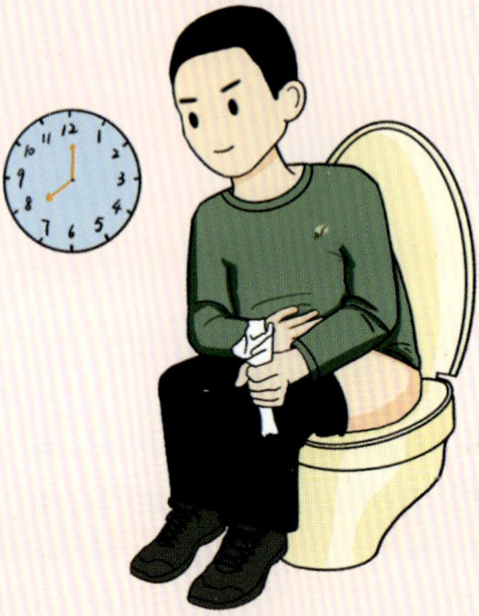

（4）行——坚持锻炼，局部保健。早干预、早预防。

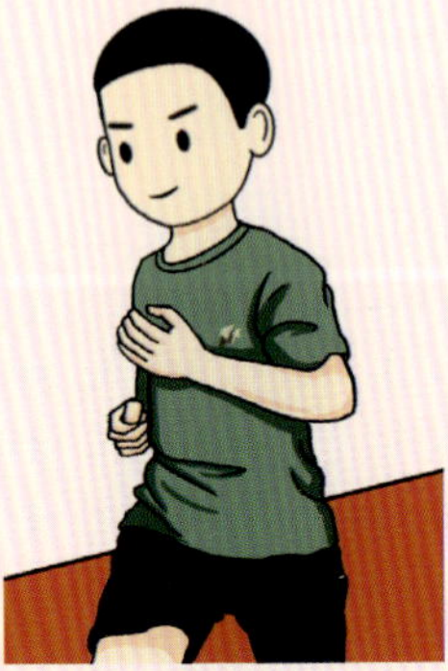

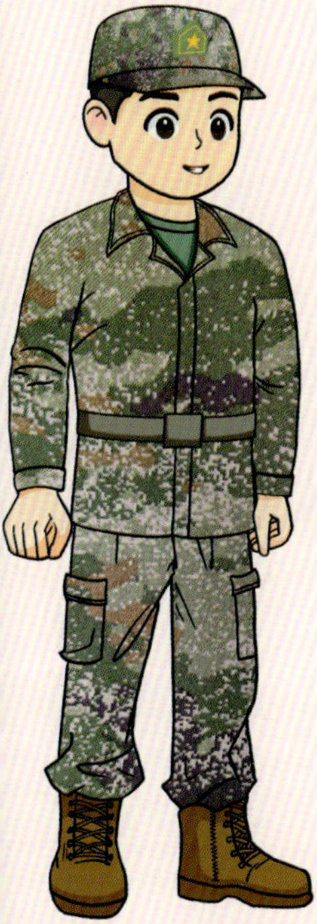

16 痔疮的常见认知误区有哪些？

（1）误区一："十人九痔"，无需去治。

无症状的痔疮无需治疗。而对于有症状的痔疮拖延不治，只能加重痛苦和病情。

（2）误区二：痔疮出血必有疼痛。

出血大多为内痔破损引起，所在的直肠黏膜是由植物神经支配，感觉迟钝，因此痔疮出血大多是不会疼痛的。

（3）误区三：痔疮易复发，手术没用。

理论上讲，痔疮手术后有复发的概率，但是术后如果保养得当，则可明显降低复发率。

（4）误区四：痔疮需要根治。

手术治疗旨在恢复肛垫的正常解剖位置和功能，而不是切除病变的肛垫（内痔），因此无需根治切除（即完全切除）。

部队官兵常见消化系统疾病防治手册

总主审　卢忠生
总主编　黄　锦　岳　玮
美　编　常怡雯

肠易激综合征

本册主编　耿献辉

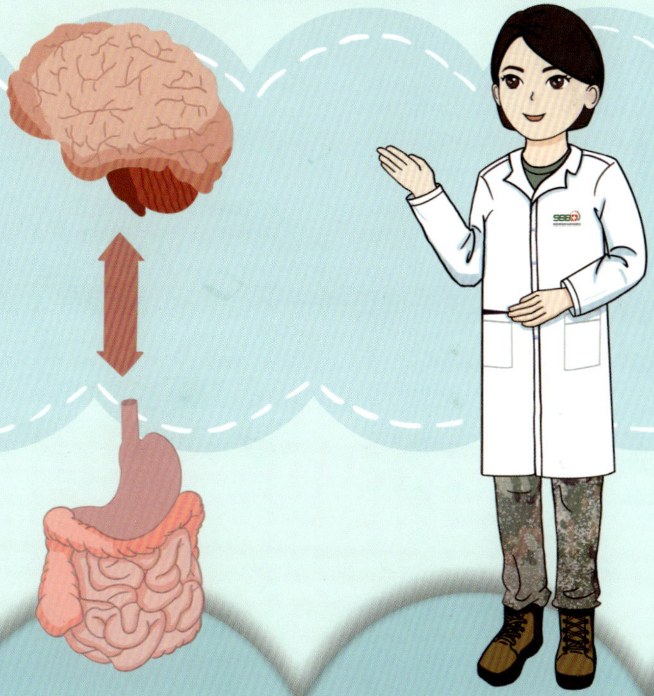

郑州大学出版社

图书在版编目(CIP)数据

部队官兵常见消化系统疾病防治手册. 肠易激综合征 / 黄锦, 岳玮总主编 ; 耿献辉主编. -- 郑州 : 郑州大学出版社, 2024. 9. -- ISBN 978-7-5773-0664-3

Ⅰ. R825.7-62

中国国家版本馆 CIP 数据核字第 2024YM4020 号

肠易激综合征

CHANGYIJI ZONGHEZHENG

策划编辑	张　霞	封面设计	常怡雯
责任编辑	张　霞　马锦秀	版式设计	常怡雯
责任校对	白晓晓	责任监制	李瑞卿

出版发行	郑州大学出版社(http://www.zzup.cn)
地　　址	郑州市大学路 40 号(450052)
出 版 人	卢纪富
发行电话	0371-66966070
经　　销	全国新华书店
印　　刷	河南瑞之光印刷股份有限公司
开　　本	787 mm×1 092 mm　1 / 32
本册印张	1.375
本册字数	26 千字
版　　次	2024 年 9 月第 1 版
印　　次	2024 年 9 月第 1 次印刷

书　　号　ISBN 978-7-5773-0664-3　总 定 价　96.00 元(全六册)

总主编简介

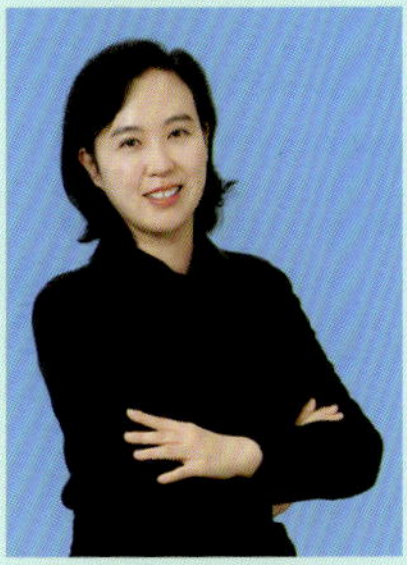

黄锦，医学博士，主任医师，硕士研究生导师，中国人民解放军联勤保障部队第九八八医院消化内科主任。河南省医学会激光医学分会副主任委员、消化病学分会常务委员。从事消化内科临床与研究工作20余年，擅长消化道肿瘤早期诊断和内镜下微创治疗，在消化系统疾病诊治方面经验丰富。主持多项国家级和军队科研课题。以第一完成人获军队科学技术进步奖二等奖，河南医学科技奖二等奖。发表论文20余篇。被表彰为全军学习成才先进个人和河南省优秀医师，当选河南省第十三届、第十四届人民代表大会代表。

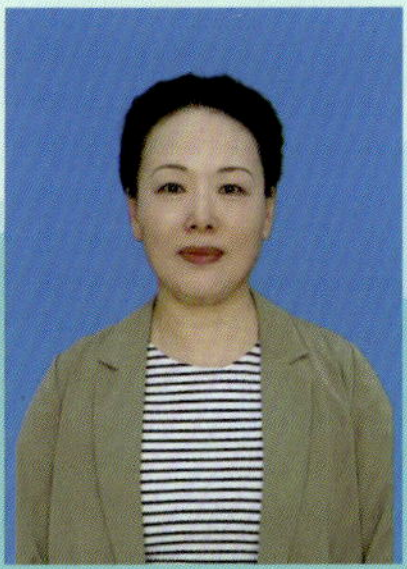

岳玮，医学硕士，副主任医师，硕士研究生导师，中国人民解放军联勤保障部队第九八八医院全科医学科副主任。中国老年学和老年医学学会委员，河南省医学会老年医学分会常务委员、科研管理学分会副主任委员，长期研究老年病学，科研教学工作经验丰富。承担河南省自然科学基金等省级项目2项，先后参与国家自然科学基金项目、军队重点项目14项。获得国家、军队和省级科学技术奖项20余项。发表论文80余篇，发明专利2项，软著1项。

本册主编简介

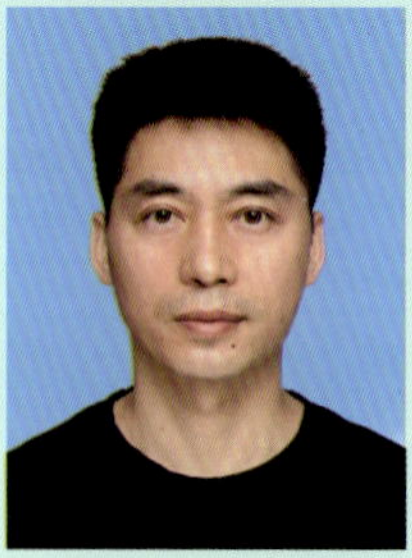

耿献辉，医学硕士，副主任医师，中国人民解放军联勤保障部队第九八八医院消化内科副主任。河南省医学会消化内镜分会委员。长期从事消化内科临床及内镜诊疗工作，对常见胃肠道疾病和肝胆胰疾病有深入研究，擅长胃肠道良性肿瘤、胆道结石、食管胃底静脉曲张、梗阻性黄疸的内镜治疗。承担省部级课题3项，发表论文20余篇。

序言

消化系统疾病在日常生活中常见且高发，从诸多的功能性症状到严重的炎症溃疡、肝硬化、出血甚至消化系肿瘤等，不仅影响患者的工作和生活质量，对人类的健康也构成很大威胁。随着经济发展、工作生活节奏加快，人们的生活方式发生很大变化，消化系统疾病的环境致病因素呈多样化，导致该方面疾病的防治任务也更加严峻。科普是疾病预防、早诊、早治、规范防治的重要环节，是遏制疾病增长的重要手段。因此，在部队开展消化系统疾病普及教育常见病的防治知识，对于保障广大官兵健康，提高战斗力意义重大。

本套书的作者在军队医院从事消化内科工作多年，一线临床经验丰富，熟悉基层官兵工作和生活条件及常见消化疾病。他们选取亲自诊治的典型病例，运用简明易懂的语言，配以形象的图画，阐明了军队消化系统常见病的概念、症状、发病机制、传播途径、疾病危害、预防方法及诊治手段，将知

识性和趣味性有机结合，帮助读者掌握消化系统疾病的基本知识和防治方法，期望本套科普读物能为读者防治消化系统疾病发挥有益作用。

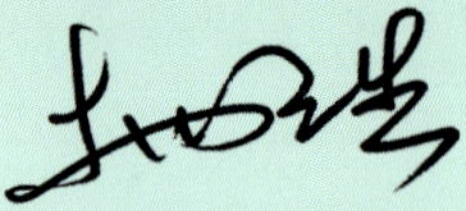

主任医师 教授
中国人民解放军总医院
消化内科　　微生态科

前言

军队承担着作战及其他危难险重任务，突发性、快节奏、严要求是军人生活的常态，部队官兵时刻面临着各种挑战与考验。特殊的环境、高强度的训练、紧张的作息、不规律的饮食等，都可能引起消化系统疾病，进而影响到官兵的身体健康和部队战斗力。

有鉴于此，我们编写了这套《部队官兵常见消化系统疾病防治手册》。本套书分为六个分册，内容包括《幽门螺杆菌感染》《急性胃肠炎》《消化性溃疡》《胃食管反流病》《肠易激综合征》《便秘与痔疮》。作者都是在军队医院工作的一线临床医师，大家结合自己的亲身经历，运用临床实践经验，列举具体病例，采取图文结合、一问一答的形式，通俗易懂地介绍了部队常见消化系统疾病防治知识。

希望这套手册能够成为部队广大官兵的健康助手，有助于大家进一步增强健康意识，有效预

防消化系统疾病，以更加昂扬的斗志和强健的体魄，投入部队的各项任务中去。

黄锦

2024年7月　郑州

目　录

肠易激综合征 16 问

病 例

战士小赵，今年 20 岁。近一年来频繁出现腹痛、腹泻等情况，一听到要参加考试、考核就“肚子痛”，只要吃生冷瓜果就“拉稀”，严重时一天入厕十几次。多次到医院检查未见明显异常。医生说他得了“肠易激综合征”，是一种功能性胃肠道疾病。

小赵很纳闷，医生说肠易激综合征跟“精神紧张、压力大等多种因素刺激胃肠”有关，难道压力大还会出现腹痛、腹泻？

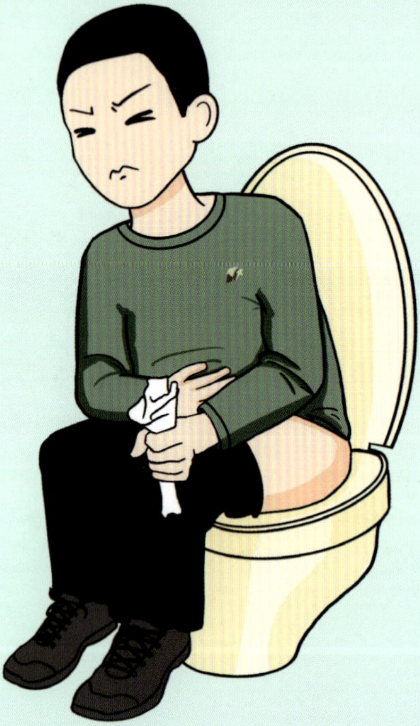

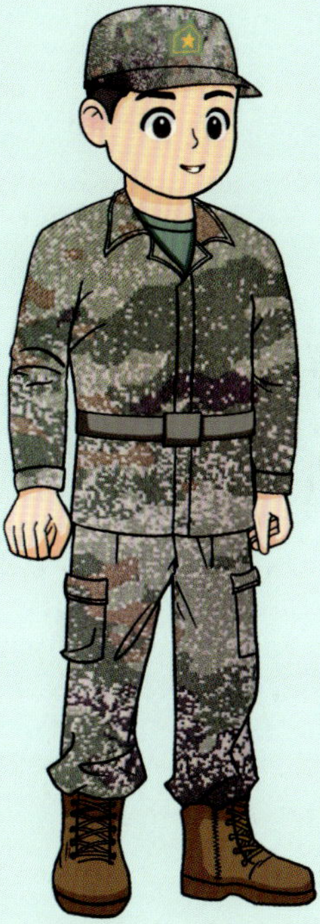

1 什么是肠易激综合征？

肠易激综合征是一种功能性肠道疾病。

功能性肠道疾病是肠道器官没有问题，但有和肠道相关的症状。也就是自己感觉有腹痛、腹泻等腹部不适或是便秘等症状，但是胃肠镜检查没发现什么大问题。

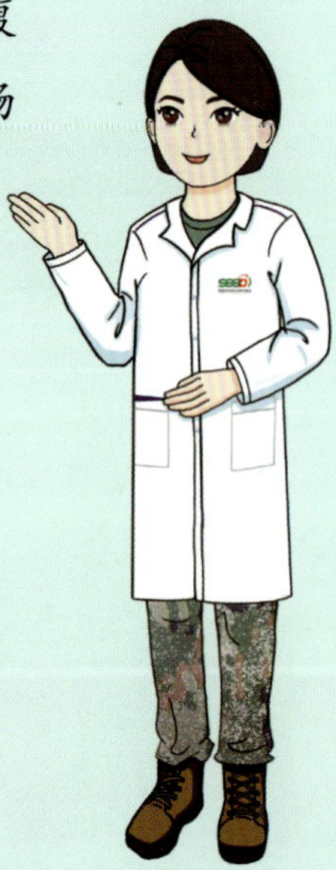

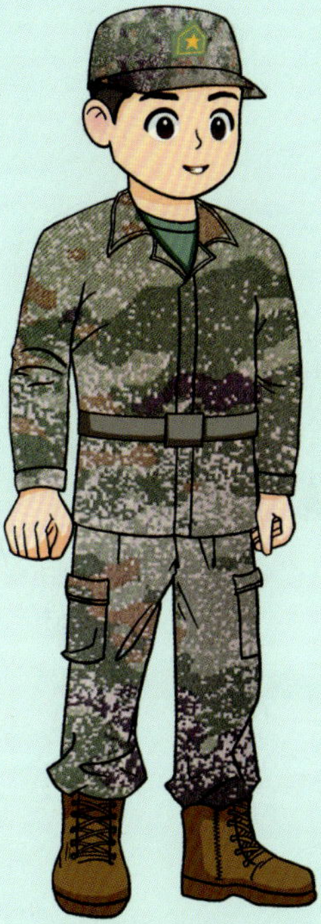

2 哪些人容易得肠易激综合征?

（1）中青年发病率较高，老年人发病率低。

（2）发病率男女有别，女性发病率略高。

（3）有的家族中会出现数个成员均患病。

（4）患病情况与教育水平、收入水平、工作和婚姻状况无关。

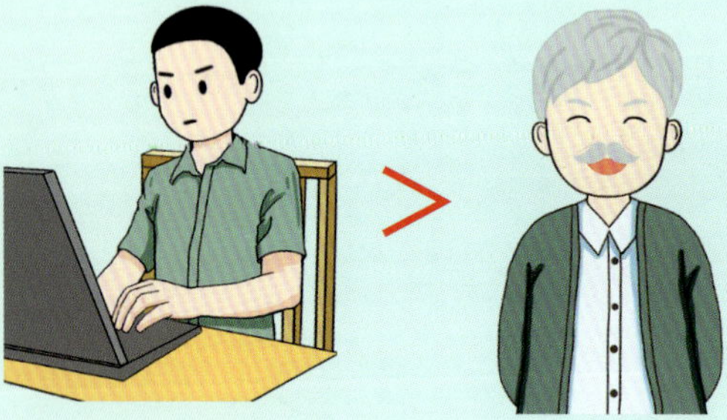

中青年发病率高于老年人

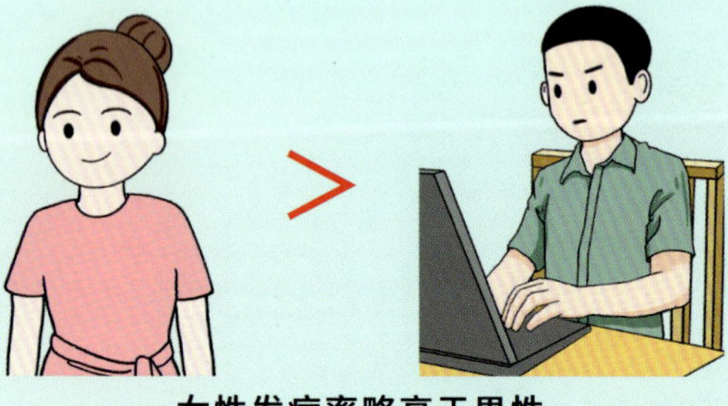

女性发病率略高于男性

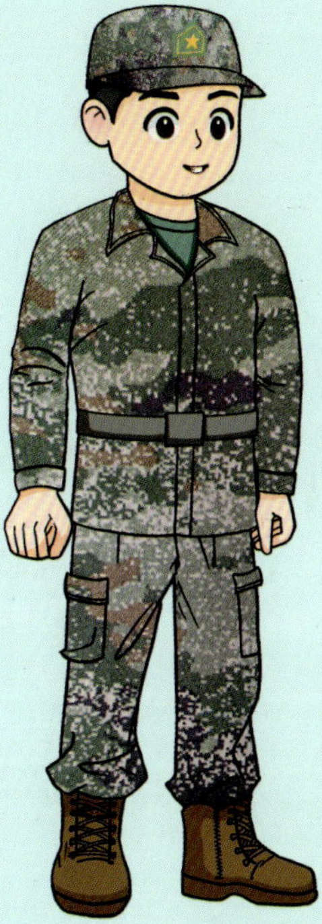

3 肠易激综合征是怎么引起的？

大脑与肠道之间的互动紊乱。

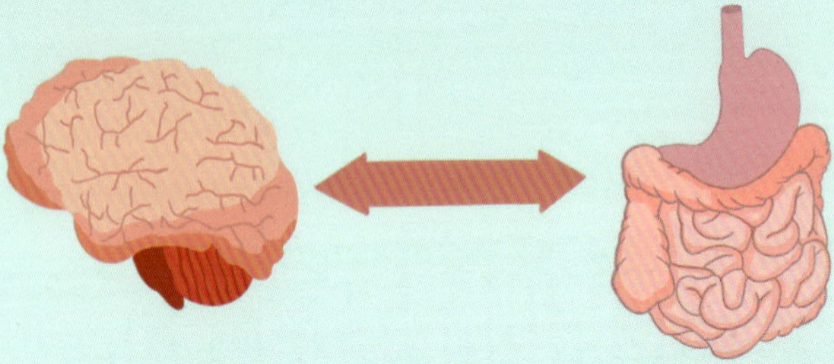

肠道相关机制：

（1）胃肠道运动功能紊乱。

（2）内脏高敏感性，对于痛觉过于敏感。

（3）细菌性胃肠炎后，导致肠道免疫功能、黏膜通透性的改变。

（4）肠道中细菌过度生长。

（5）调节胃肠道的自主神经功能紊乱。

（6）胃肠道激素的分泌失调。

（7）心理、周围环境、遗传等。

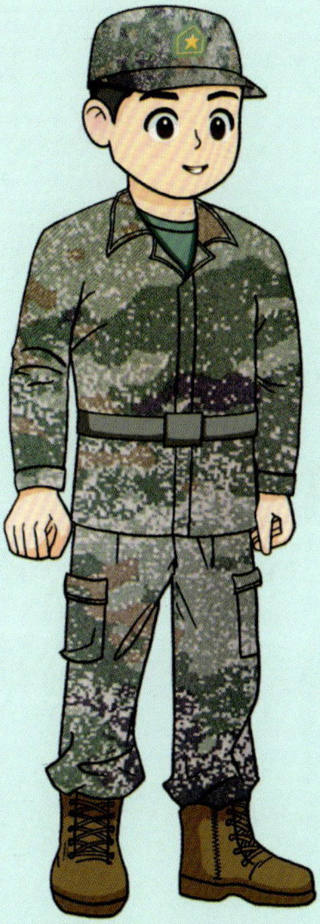

4 肠易激综合征的常见诱发因素有哪些？

（1）精神因素。

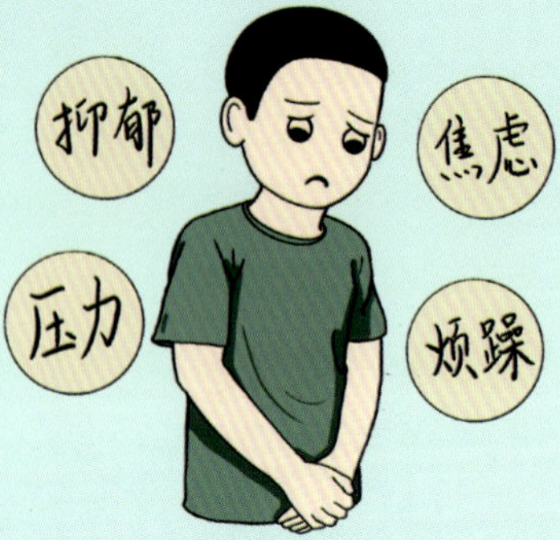

（2）饮食因素。

刺激性食物：冷饮、辣椒、酒精等。
高脂食物：油炸食物、火锅等。

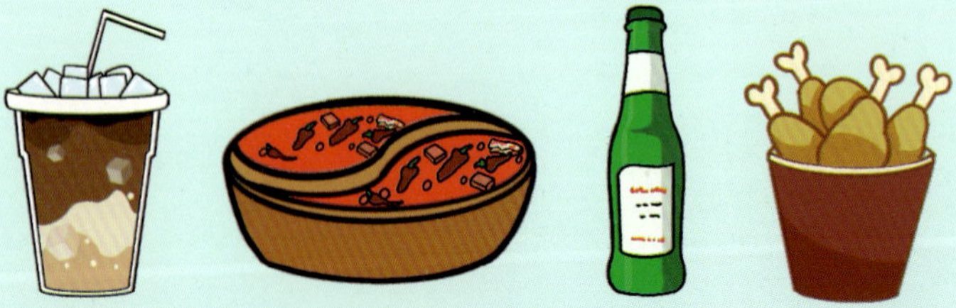

（3）肠道感染是中国人群的重要危险因素。

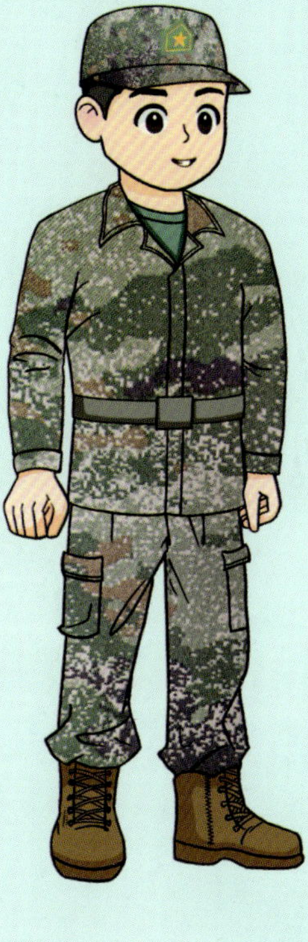

5 肠易激综合征的主要症状是什么?

腹痛是主要症状，常位于下腹部或左下腹。

腹痛的特点：反复发作，排气或排便后腹痛缓解，睡着后极少发生腹痛。

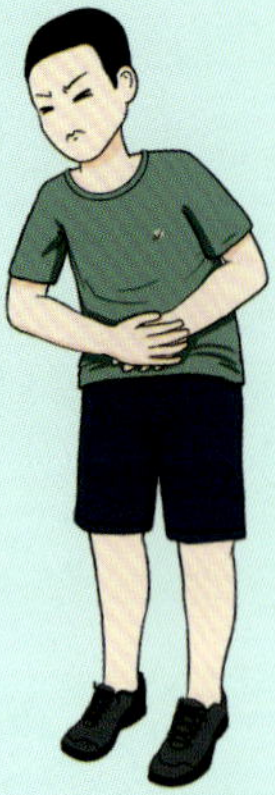

大便异常：

腹泻（每天>3 次）；便秘（每周<3 次）；时而便秘时而腹泻。

排便费力、排便急迫感、排便不尽感、黏液便。

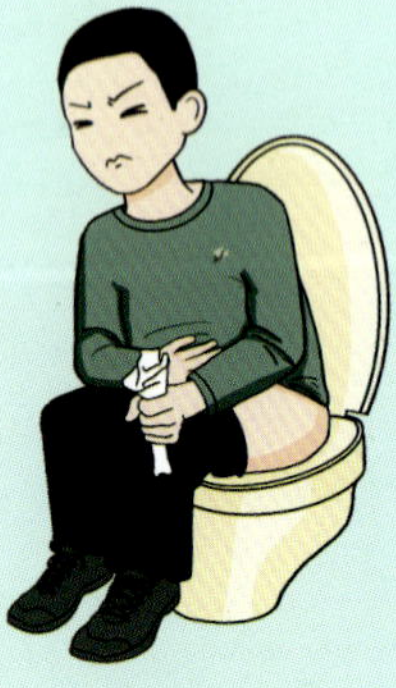

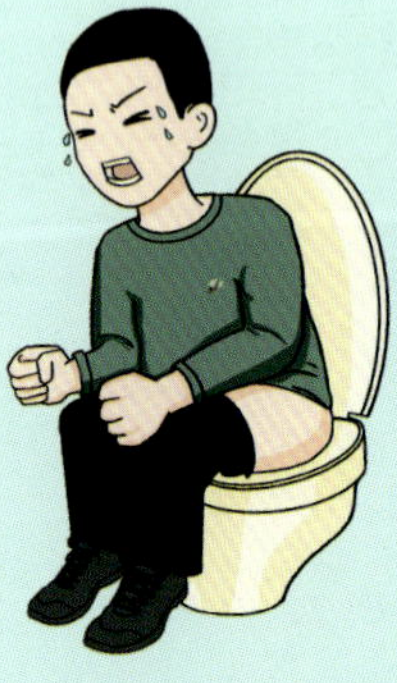

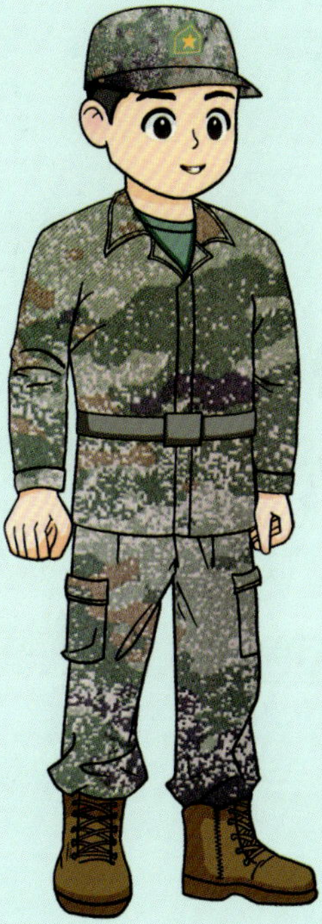

6 怀疑得了肠易激综合征到医院看什么科？

消化内科。

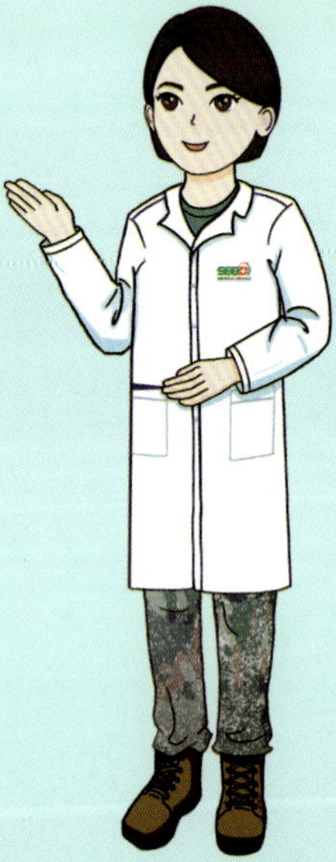

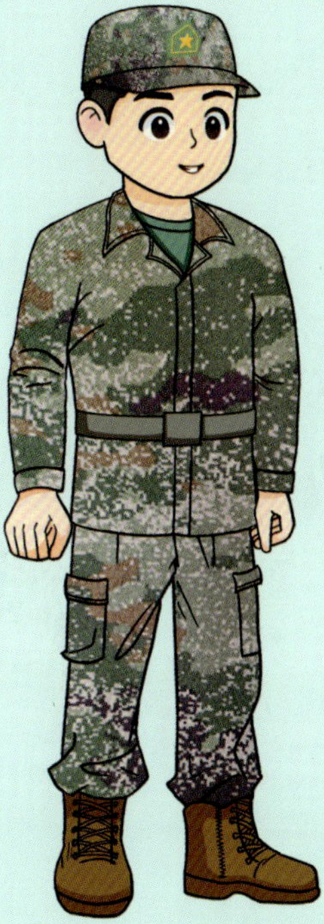

7 得了肠易激综合征，出现哪些“报警”症状要及时就医？

肠易激综合征病程中的“报警症状”：

（1）便血，粪便隐血试验阳性。

（2）夜间排便。

（3）贫血。

（4）腹部包块。

（5）腹水。

（6）发热。

（7）非刻意体重减轻等。

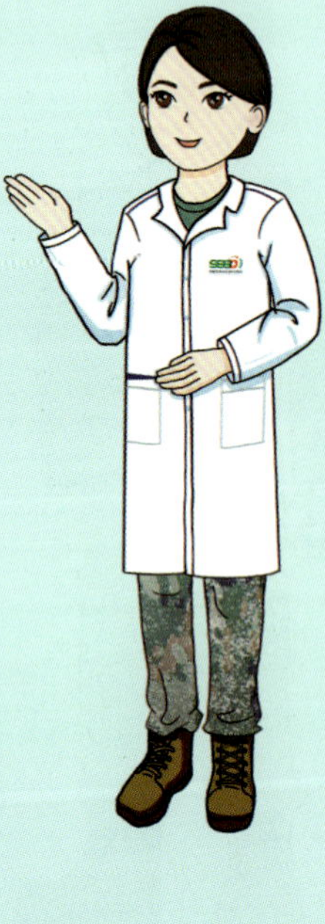

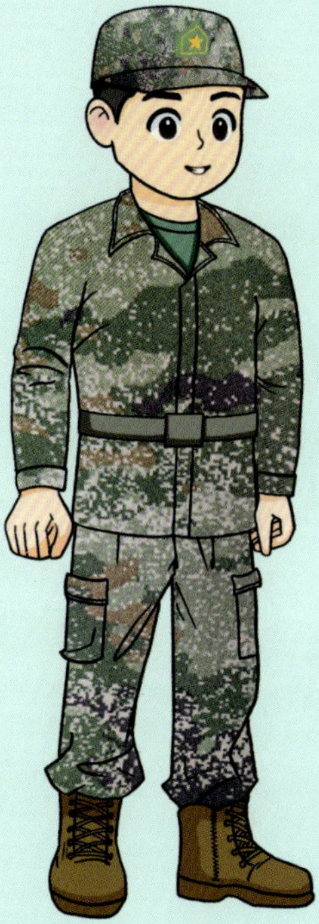

8 肠易激综合征如何诊断?

患者的症状是诊断的主要依据

腹痛或腹部不适反复发作，而排便后症状改善。

是否有排便频率改变，伴有粪便外观改变。

以上情况是否已经持续超过 6 个月；
以上情况最近 3 个月内每月是否至少发生 3 天。

！还要做一些相关检查排除器质性病变。

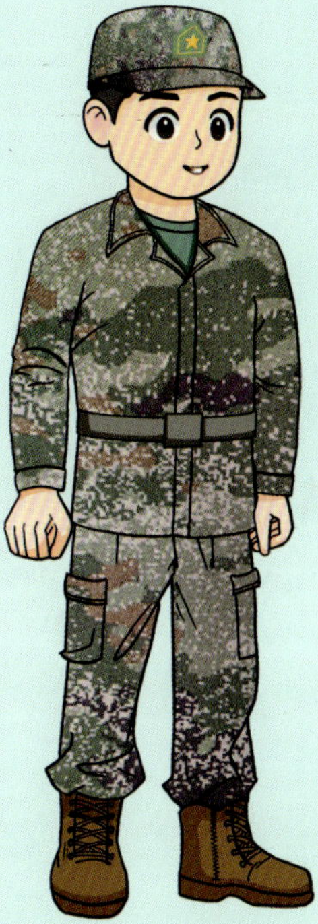

9 诊断肠易激综合征需要做哪些检查?

要进行血常规、肝肾功能化验、胃肠镜及腹部影像学检查，排除肠道器质性病变。

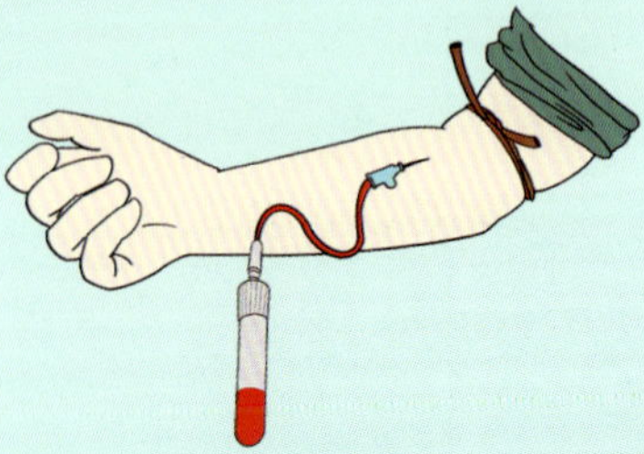

抽血化验

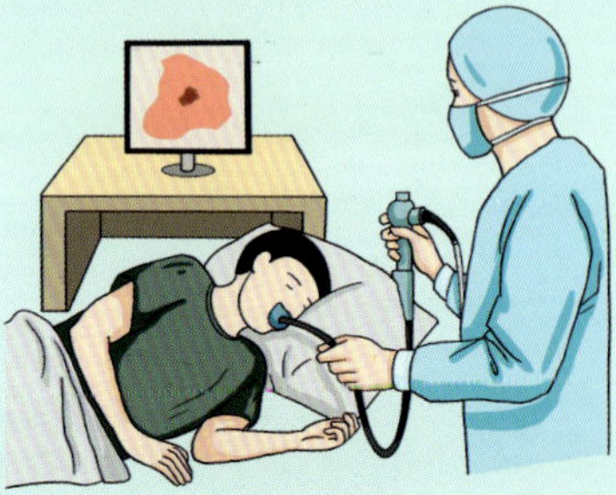

胃肠镜检查

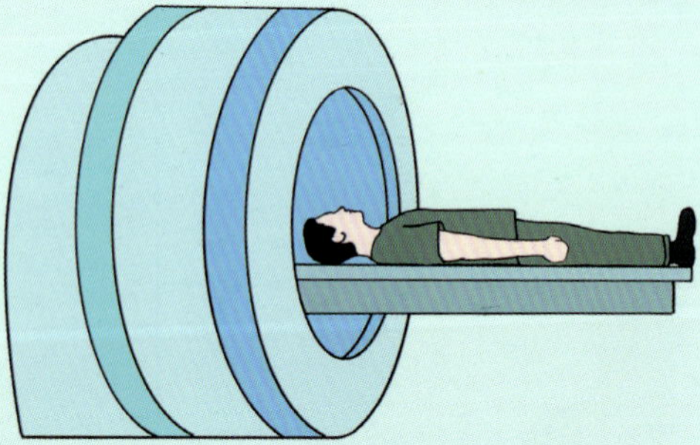

影像学检查

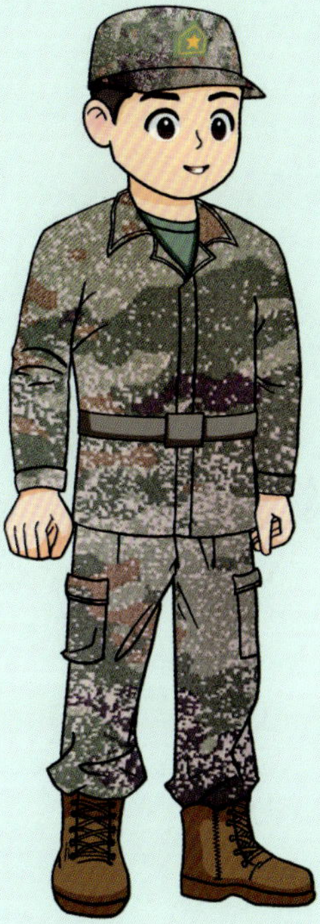

10 肠易激综合征怎么治疗？

（1）饮食调整：不吃生、冷、辛辣刺激食物。

（2）生活干预：作息规律、适当运动有助于改善胃肠道症状。

（3）药物治疗：解痉药、止泻药、益生菌、中医药、抗焦虑抑郁药等。

（4）心理治疗：给予心理干预。

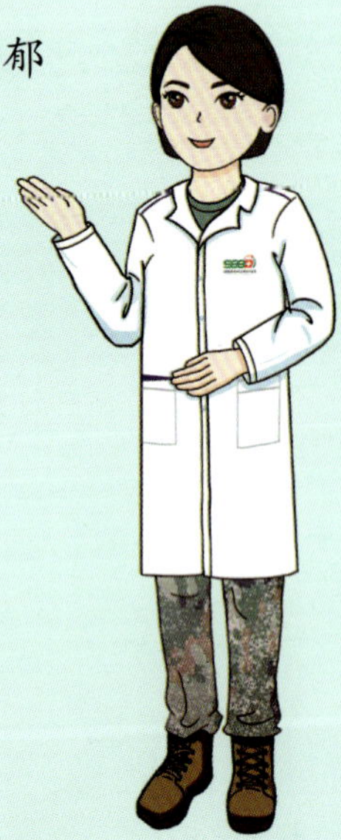

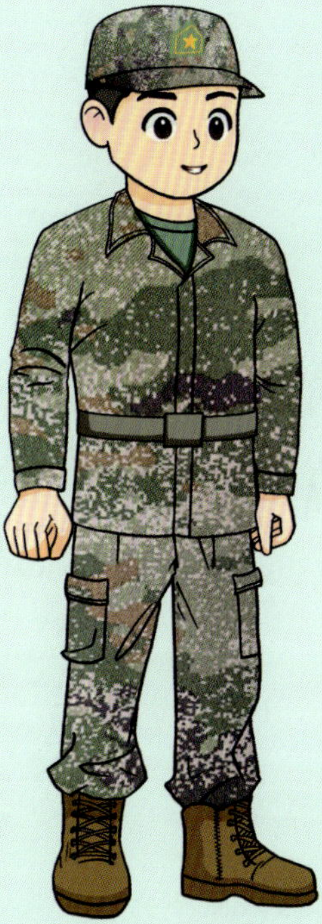

11 肠易激综合征中医中药有效吗？

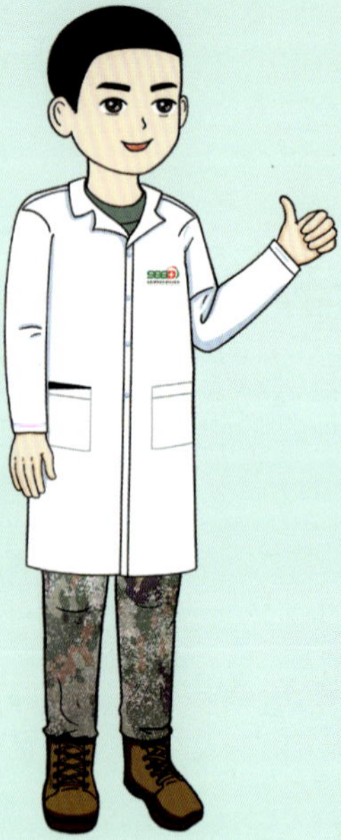

有效！

中医药具有辨病辨证相结合，可对患者进行整体调护的优点。

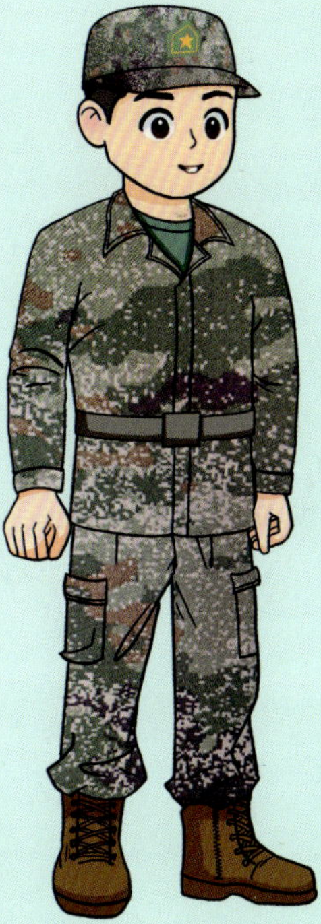

12 我是肠道的病，为什么要进行心理调节？

肠易激综合征的发病是由多种因素共同作用引起大脑和肠道的“脑—肠轴”互动异常。

当常规药物难以达到令人满意的程度，就需要进行心理认知和行为指导，通过心理干预来达到更佳的治疗效果。

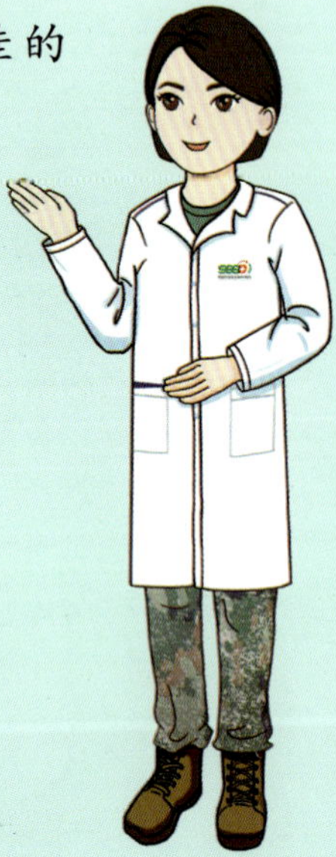

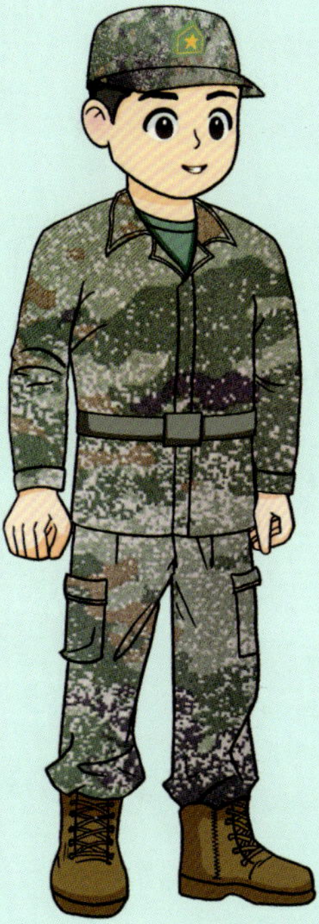

13 得了肠易激综合征需要注意什么？

（1）与医生进行充分沟通，讲清楚自己的病情。

（2）正确看待，确信是不会危及生命的一种疾病。

（3）调整心态、合理改变生活方式，建立治疗信心。

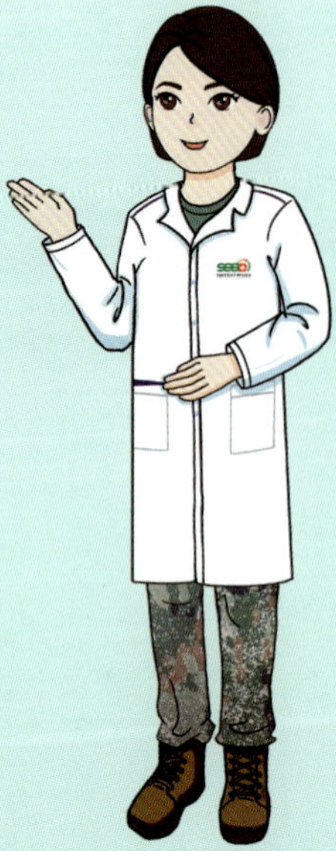

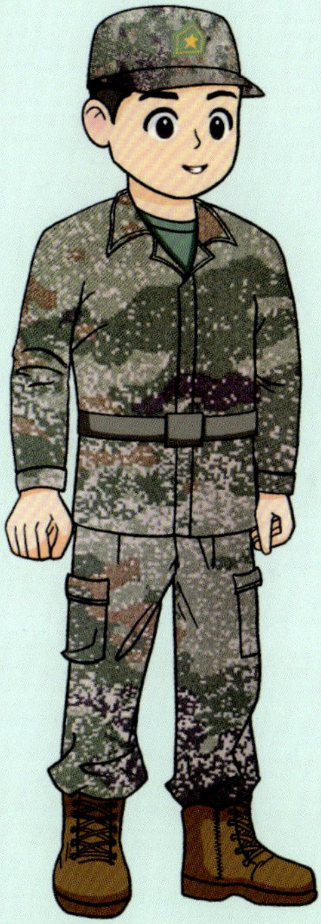

14 肠易激综合征多久可以治愈？

病程通常以年计，若无治疗可达数年甚至数十年。

大约 1/3 的患者在无治疗情况下 1 年内可缓解。

若进行正规治疗，患者症状会逐步缓解。

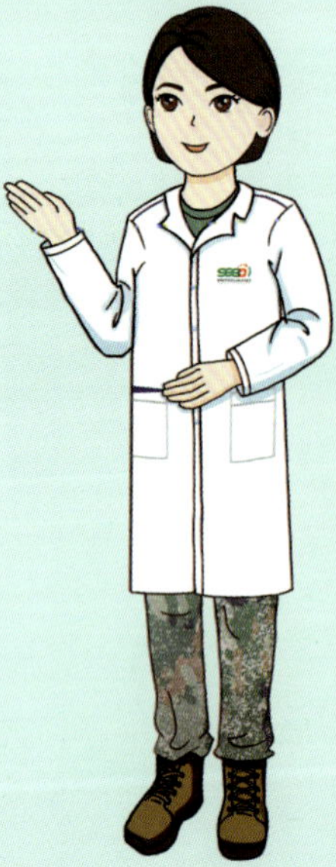

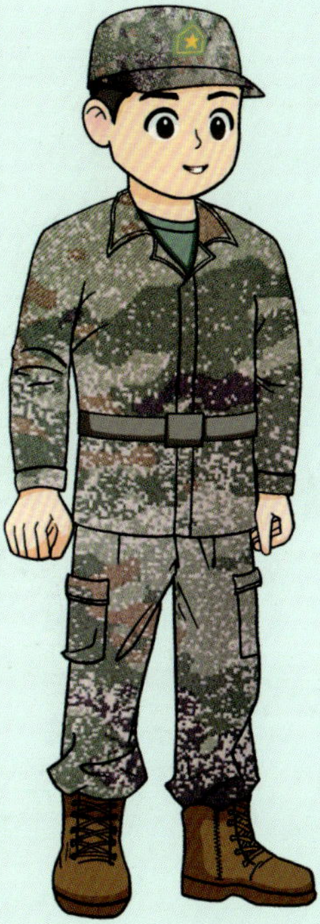

15 肠易激综合征对身体影响大吗？

肠易激综合征是良性的病程，
全身健康的状况通常不受影响。
但是很影响人的心情。

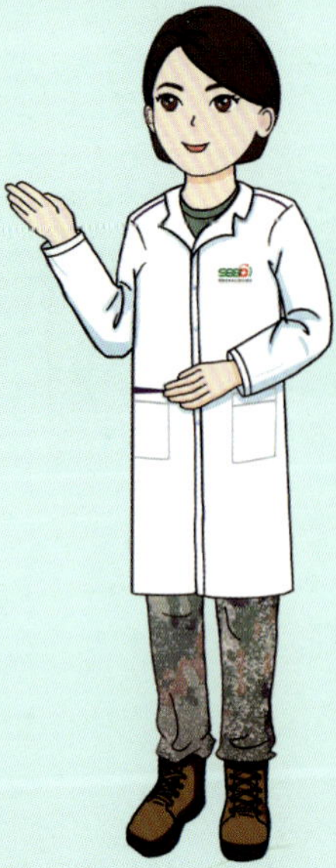

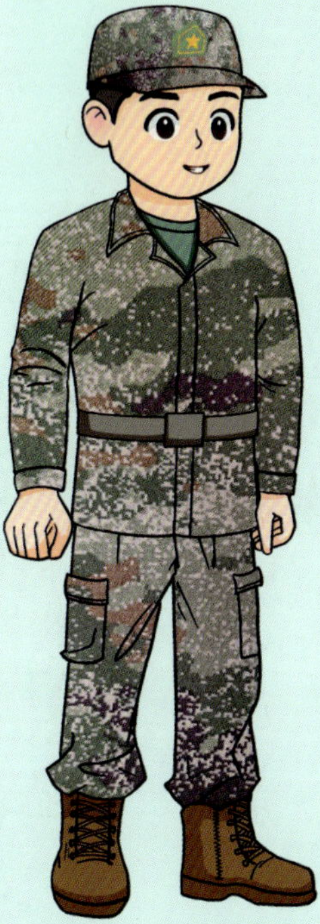

16 肠易激综合征可以预防吗?

肠易激综合征目前尚无明确预防措施。

主要针对发病机制和诱因进行预防，如调节情绪、控制饮食等。

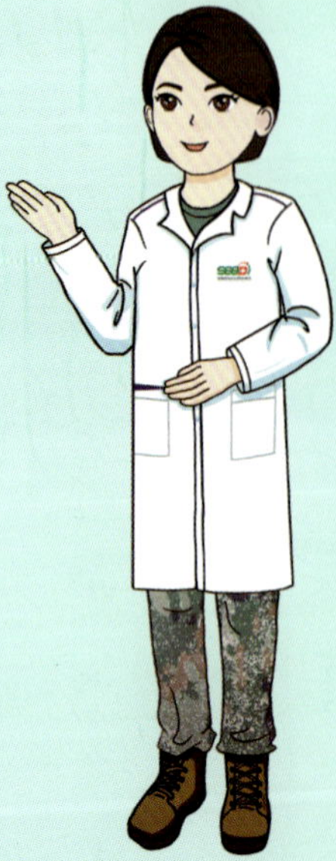